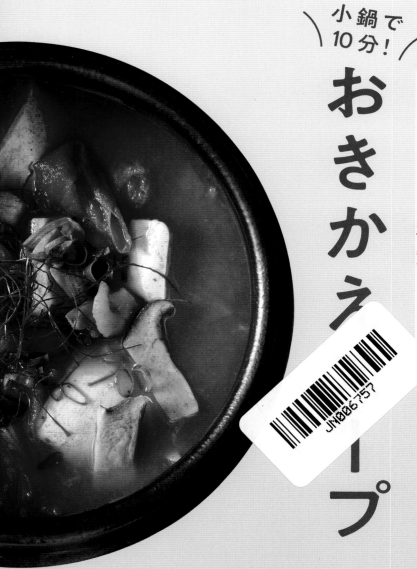

＼小鍋で 10分！／

元フィギュアスケーターが
たどりついた秘策レシピ

おきかえスープ

にこまお

はじめに

　私は幼少期から13年間、フィギュアスケーターとしてアスリート生活を送ってきました。その間、常に体重管理が必要で、無理なダイエットをするうち、体も心も壊してしまった時期があります。そんな経験から栄養学を学び、食事はやみくもに制限するのではなく、きちんと食べて健康的な体を作ることが大切だと気づきました。

　栄養のバランスを整えると、結果的にやせる食事になるんですよね。とはいえ、忙しい現代の生活の中で、毎日あれこれ考えて食と向き合うのは難しい。どうしたら手軽にバランスの整った食事をとることができるかを考えたところ、「たんぱく質も野菜も、すべてが一皿でとれたら最高じゃない!?」とひらめいて生まれたのが「おきかえスープ」。ただお腹いっぱいになるだけではなく、栄養や効果的な食材の組み合わせも考えたレシピで、1食をおきかえれば〇K。しかも小鍋ひとつでできるんです。冷凍もできるので、少し多めに作っておけば、へとへとなときでも温めて食べられる。これって何よりうれしいですよね。

　おきかえスープの試作をしていて驚いたのが、私も家族も、肌がつやつやになって、常に体が軽く、お腹ぺたんこ、デコルテがスッキリ! お通じも改善され、体重も落ち、体の内側からデトックスされたのを実感。これは一皿で栄養と水分をスムーズに摂取できるおきかえスープだからこその変化だったと思います。毎日のバランス食としてとり入れるのはもちろん、食べ過ぎをリセットしたいときにもぴったり。

　手軽でおいしいおきかえスープが、みなさんを心身ともに健康で幸せな人生に導けたら、心からうれしいです。

にこまお

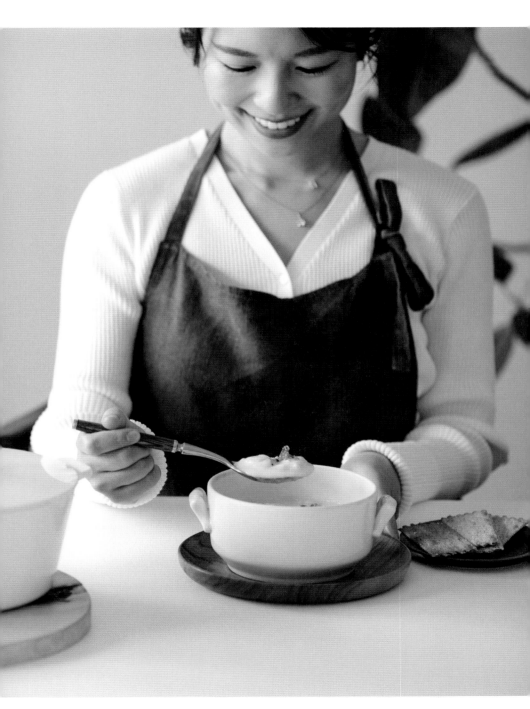

CONTENTS

PART 1 フォロワー太鼓判！ バズスープ

PART 2 とにかく高たんぱく！ 食べるプロテインスープ

PART 3 デトックスですっきりやせ！
野菜／発酵食品たっぷりスープ

PART 4 胃腸をおやすみ
リセット！ ポタージュ

PART 5 全部鍋に入れるだけ！
おひとり小鍋

おきかえスープ
ここがすごい！⑦つのポイント

この本でご紹介しているおきかえスープには、
7つのうれしいポイントが！ おいしく食べながら、
ヘルシーボディを手に入れることができます。

①
野菜たっぷりだから不足しがちな栄養が補える

おきかえスープには野菜をたっぷり使っています。特に旬の野菜は栄養価が高く、おいしくて香りも豊か。豆類や、きのこ類、海藻類などを使ったスープも多いので、不足しがちなビタミンやミネラルを補うことができます。

②
高たんぱく・低脂肪で美と健康に◎

筋肉や皮膚、髪などを作り、代謝アップにも美にも欠かせないたんぱく質。おきかえスープはたんぱく質食材をほとんどに使っていて、特にPART2の「食べるプロテインスープ」は高たんぱく。脂質は少なめなのでダイエット中でも安心。

③
低カロリーだからダイエットにぴったり

おきかえスープは、シンプルな調味料を使った素材の味を生かす調理法なので、1皿300kcal以下のものも多く低カロリー。1日の食事の何回かをおきかえスープにすれば摂取カロリーを抑えられ、おいしく食べながらダイエットができます。

④ 血糖値の上昇が緩やかで太りにくい

糖質が多いものをとると血糖値が急上昇してインスリンが過剰に分泌され、体に脂肪がたまりやすくなり、太る原因になります。おきかえスープは、血糖値の上昇を緩やかにする食物繊維が多い食材をたくさん使っているので太りにくい!

⑤ 代謝アップを助ける栄養素を補給できる

おきかえスープは、筋肉の材料となって基礎代謝を高めるのに欠かせないたんぱく質や、糖質や脂質、たんぱく質の代謝を助けるビタミンB群など、代謝アップに必要な栄養素をとることができるので、食べているだけで自然と"やせ体質"に。

⑥ 食物繊維や発酵食品を多く使っているから腸活にも

おきかえスープは、腸内の善玉菌を増やして腸内環境をよくする食物繊維や発酵食品を多く使っているから、「腸活」にも効果抜群。腸内環境が整うと免疫力が高まるだけでなく、便秘が改善することで、ぽっこりお腹が解消し、美肌にも!

⑦ 調味料に頼らず、うまみを引き出す調理法で満足感大

おきかえスープは、うまみ成分が豊富な食材をかけ合わせたり、香り豊かなハーブや薬味をアクセントにすることで、調味料をたくさん使わなくてもおいしく満足度が高いのも特徴。減塩にもつながるのでヘルシー。

おきかえ
スープの
ルール

おきかえスープの

	TYPE **1** 無理なく続けられる **ゆるやせコース**	TYPE **2** 結果が出やすい **夕食おきかえコース**
朝	いつもの食事	いつもの食事
昼		いつもの食事
夜	いつもの食事	

最初にトライしやすいのが昼食をおきかえスープにするコース。スープジャーなどに入れて持ち運べば職場でのランチにもとり入れられます。無理なく続けられじわじわ確実にやせられます。

1日のうちで最も食べ過ぎやすく太りやすい食事が夕食だから、夕食をおきかえスープにすると結果が早く出やすくなります。朝・昼は自由に食べていいからストレスフリーで続けやすい!

目的に合わせたとり入れ方

無理なく続けたい、体重を大きく落としたい、目標日までにやせたいなど、
目的に合わせて、以下のような回数やタイミングでおきかえてみて。

3

体重を大きく落としたい
2食おきかえコース

4

目標日までにやせたい
短期集中
3食おきかえコース

いつもの食事	おきかえスープ	おきかえスープ	朝
おきかえスープ	いつもの食事	おきかえスープ	昼
おきかえスープ	おきかえスープ	おきかえスープ	夜

ストレス太りや産後太りなど、体重が大幅に増えてしまって大きく落としたい人は、昼と夜、または朝と夜と、1日の2食をおきかえスープに。摂取カロリーが抑えられ、体重ダウン効果大！

1～2週間程度の短期間だけ、1日の3食をおきかえスープにするハードコース。結婚式にドレスを着こなしたい、夏にビキニを着たいなど、目標があって短期間で体重を落としたい人向け。

おきかえスープ
美やせ成功のためのコツ ⑤

コツ① 小鍋ひとつで作れるから
洗い物を減らして「時短」

調理器具をたくさん使うと、洗い物が増えて
手間がかかるから、忙しいときは作るのも億
劫になって挫折しがち。おきかえスープなら
小鍋をひとつ用意すれば◯K。洗い物を減ら
せて時短でき、忙しい人でも続けられます。

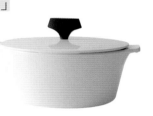

コツ② 多めに作って冷蔵・冷凍保存しておけば
いつでもすぐに食べられる

おきかえスープは冷蔵保存で2日程度、
冷凍なら1ヶ月程度保存可能（一部冷
凍に向かないものもあり）。時間があ
るときにまとめて作って冷蔵または冷
凍保存用の袋や容器に入れて冷蔵や冷
凍しておけば、チンするだけですぐに
食べられます。

冷凍保存用の袋に入れ
れば、場所をとらずコ
ンパクトに保存可能。

コンテナータイプの
容器なら、解凍して
そのまま食べること
もできて便利。

コツ③ スープジャーに入れて
お弁当にも！

おきかえスープはスープジャーなどに入れて
お弁当として職場などに持っていくのもおす
すめ。温かい状態でとることができるからお
いしく、カロリーを抑えながら栄養もしっか
り補給できておすすめです。

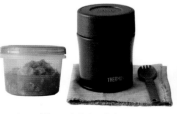

スープジャーならあったかい
状態で食べられます。レンジ
がある場合はコンテナーも◎。

おきかえスープ生活は、以下の5つのコツを知っておけば、続けやすくて
美やせ成功率がアップ。無理せず、おいしく、楽しく続けるのが成功の秘訣！

コツ ④ 物足りなく感じるときは 主食をプラスして

おきかえスープだけでも十分満足度が高いけれど、物足りなく感じ
る場合は主食をプラスして〇K。ダイエットには、血糖値が急上昇
しやすい白いごはんや白いパンは避けて、食物繊維が多い玄米や雑
穀米、ライ麦パンなど茶色い主食を選ぶと太りにくくて理想的。

おすすめの主食

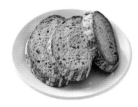

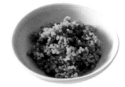

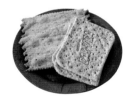

茶色いパン

ライ麦パンや全粒粉パンなどの
茶色いパンは食物繊維が豊富で
血糖値が急上昇しにくい。

**酵素玄米などの
雑穀ごはん**

食物繊維が多い玄米や雑穀米な
どのほか、腸活効果がより高い
酵素玄米もおすすめ。

全粒粉クラッカー

ちょっとだけ物足りないときに
はクラッカーを。全粒粉のもの
など食物繊維が多いものを。

コツ ⑤ トッピングを変えて 味変すれば飽きが来ない

おきかえスープをレシピ通りに作るのに飽き
たらトッピングを変えてみて。スパイスやハ
ーブなどちょっと足すだけで違った香りや味
わいになり、飽きずに続けられます。おすす
めのトッピングはP72〜73をチェック！

→ 詳しくは
P072へ

おきかえスープは
こんなふうに選んで

この本のレシピルール

- ●計量単位は大さじ1＝15㎖、小さじ1＝5㎖としています。
- ●「少々」は小さじ1/6未満を、「適量」はちょうどよい量を入れることを示します。
- ●電子レンジの加熱時間は600Wの場合を基本としています。500Wの場合は加熱時間を1.2倍にしてください。
- ●食材を洗う、野菜の皮をむく、へたや種をとる、根元をとる、きのこは石づきをとるなど、基本的な下ごしらえは作り方から省略しています。適宜行ってください。
- ●調味料のしょうゆは濃いくちしょうゆを使用しています。塩、こしょうは好みのものを使ってください。
- ●材料に出てくるコンソメは、「コンソメ」または「ブイヨン」の名で売られている顆粒スープの素を使用しています。鶏ガラスープの素は、顆粒の市販品を使用しています。出汁は、昆布とかつおの合わせだしを使用しています。市販のだしパックや和風だしの素（袋の表示に従って湯に溶く）でもOKです。
- ●材料中の油は、太白ごま油を使用しています。香りの穏やかなサラダ油や米油など、使い慣れているもので代用できます。
- ●オリーブオイルはエクストラ・ヴァージン・オリーブオイルを使用しています。
- ●おろしにんにく、おろししょうがは、市販のチューブのもので代用できます。にんにく1かけ＝3㎝、しょうが1かけ＝3㎝が目安です。
- ●トマト缶はホールまたはカットどちらでもOKです。
- ●材料の米粉は、小麦粉を使ってもOKです。
- ●アイコンで示している栄養価は1食分です。
- ●冷蔵・冷凍保存の際には、食品の粗熱をしっかりととり、清潔な箸や容器を使ってください。

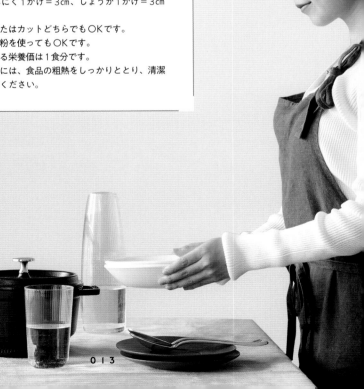

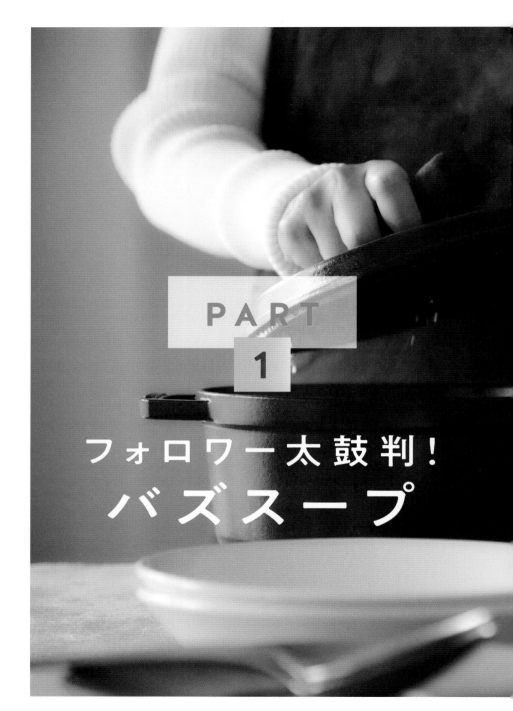

PART 1

フォロワー太鼓判！
バズスープ

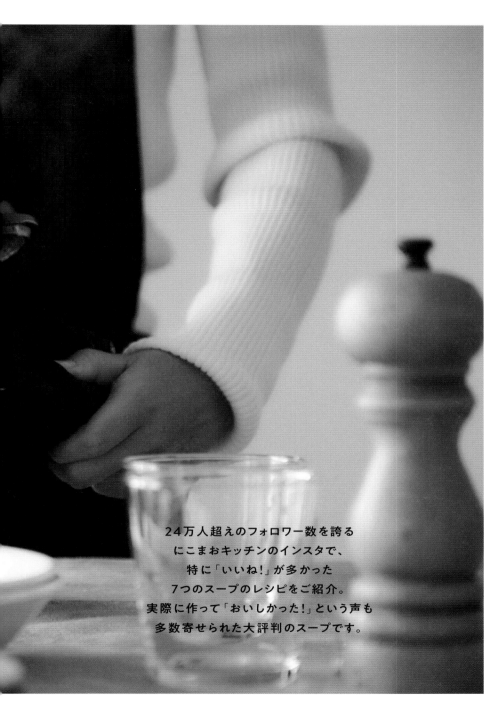

24万人超えのフォロワー数を誇る
にこまおキッチンのインスタで、
特に「いいね!」が多かった
7つのスープのレシピをご紹介。
実際に作って「おいしかった!」という声も
多数寄せられた大評判のスープです。

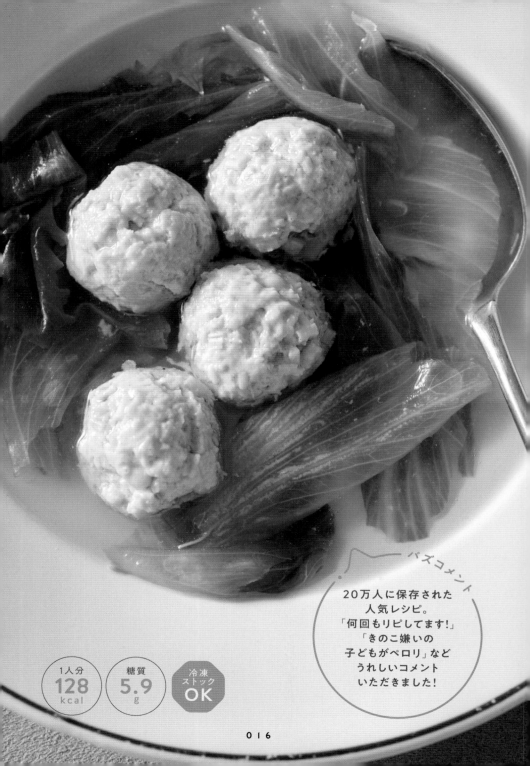

20万人に保存された
人気レシピ。
「何回もリピしてます!」
「きのこ嫌いの
子どもがペロリ」など
うれしいコメント
いただきました!

1人分
128
kcal

糖質
5.9
g

冷凍
ストック
OK

016

えのき鶏団子スープ

鶏団子にえのきを入れてかさ増し。きのこのうまみが加わり
食べた人からは「なにこれ、おいしい！」と評判。
ごぼうみそスープへのアレンジもおすすめ。

材料 | 2人分

鶏ももひき肉 … 120g
えのきたけ … ½袋
レタス … 4枚
A | 酒、おろししょうが …
　　　各小さじ1
　 片栗粉 … 小さじ1
　 塩 … ふたつまみ
　 こしょう … 適量
B | 水 … 500㎖
　 鶏ガラスープの素
　　　… 小さじ1
　 塩 … 小さじ⅓

作り方

1　えのきたけは5㎜長さに切る。

2　ボウルにひき肉、1、Aを入れ、スプーンで混ぜる。

3　鍋にBを入れ中火にかける。煮立ったら火を弱め、2をスプーン2本を使って丸めて落とす。蓋をして弱めの中火で5分煮る。

※スプーンにタネがくっつく場合は、スプーンを軽く水で濡らすか、油をつけるとくっつきにくくなる。

4　レタスをちぎって加え、さっと煮る。

ARRANGE　えのき鶏団子のごぼうみそスープ

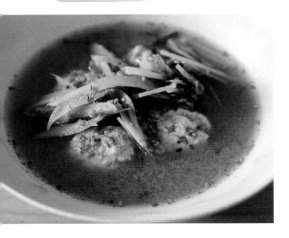

材料と作り方

鍋に水500㎖、昆布（5cm四方）1枚、酒大さじ2を入れ中火で煮立て、火を弱めて鶏団子のタネをスプーン2本で丸めて落とす。蓋をして弱めの中火で2分煮て、ささがきにしたごぼう½本分、せん切りのしょうが1かけ分を加え、さらに2分煮る。みそ大さじ2を溶き入れ、ざく切りにした水菜⅓束分を加え、ひと煮立ちさせる。器に盛り、白いりごま、七味唐辛子をふる。※昆布を刻んで、具として加えても〇K。

鶏大根の塩こうじスープ

「作ったよ！」と声をいただくことが最も多いスープ。
うまみを吸った大根は上品な塩おでんのようで、
「塩こうじだけでこのおいしさは驚き！」と大好評。

材料｜2人分

鶏もも肉 … ½枚（200g）
大根 … 300g
塩こうじ … 大さじ2
しょうが … 1かけ
A｜水 … 500㎖
　｜酒 … 大さじ2
　｜昆布（5㎝四方）… 1枚
塩、こしょう … 各適量

作り方

1 鶏肉は一口大に切り、塩こうじをよくもみ込む。大根は一口大の乱切りにし、耐熱皿に移し、水小さじ1（分量外）をかけ、ふんわりとラップをして電子レンジで3分加熱する。しょうがは薄切りにする。

2 鍋に1、Aを入れ、蓋をして中火で加熱する。煮立ったらアクをとり、蓋をして弱火で10分煮る。

3 塩、こしょうで味を調えて器に盛り、あれば刻んだ大根の葉をのせる。

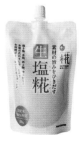

FOOD MEMO

塩こうじ

塩こうじに含まれる酵素（プロテアーゼ）が肉のたんぱく質を分解し、柔らかくしてくれます。素材そのもののうまみもアップ。

ハオコメント

疲れたときに。
あれこれがんばれないから、
調味料は思いきって
塩こうじのみ！
「長時間煮込んだような
おいしさが時短で
完成し感動」の声も。

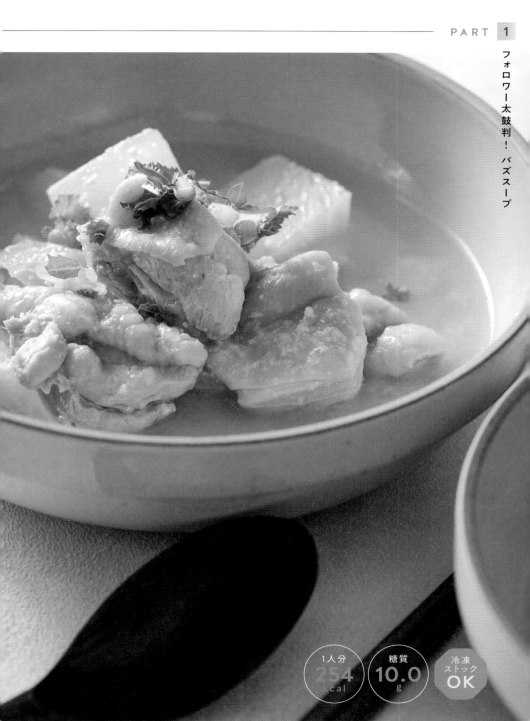

1人分
254
kcal

糖質
10.0
g

冷凍
ストック
OK

ミネストローネ

ひよこ豆の入ったボリューム満点のミネストローネ。
ゴロゴロ野菜もたっぷりだからお腹がいっぱいになる
という声が多く、ダイエッターさんから大人気。

| 材料 | 2人分 |

玉ねぎ … ¼個
にんじん … ¼本
じゃがいも … 1個
ハーフベーコン … 5枚
にんにく … 1かけ
オリーブオイル … 大さじ½
A｜ひよこ豆（ドライパック）
　　… 1缶（100g）
　　トマト缶 … ½缶（200g）
　　ローリエ … 1枚
　　顆粒コンソメ … 小さじ1
　　水 … 400㎖
　　塩 … 小さじ⅓
　　こしょう … 少々

| 作り方 |

1 玉ねぎ、にんじん、じゃがいもは1cm角に切る。ベーコンは短冊切り、にんにくはみじん切りにする。

2 鍋にオリーブオイルとにんにくを入れ中火で炒め、香りが出たらベーコンを入れさっと炒める。色が変わってきたら、玉ねぎ、にんじん、じゃがいもを加え、油を回すように炒める。

3 Aを加え、煮立ったら蓋をして弱火で20分煮る。

ひよこ豆

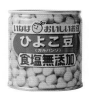

たんぱく質のほか、女性にとって大切な葉酸、たんぱく質の代謝に欠かせないビタミンB_6が豊富。料理には手間いらずの缶が便利。

 1人分 378 kcal

 糖質 22.8 g

 冷凍ストック OK

バズコメント

ミネストローネって、
気がついたら
あっという間に
食べきってしまう。
もっと食べていたくて、
ひよこ豆を入れて
ボリュームアップ
させました。

たっぷりきのこの 豆乳チャウダー

きのこを贅沢に4種類も使った濃厚で深みのある味わいの
豆乳チャウダー。きのこは好みで選んで〇Kですが、
まいたけとマッシュルームはぜひ入れてみて。

材料｜2人分

好みのきのこ4種 … 計200g
（今回はまいたけ、しいたけ、
　マッシュルーム、しめじ使用）
オリーブオイル … 小さじ2
バター … 5g
米粉 … 大さじ1
水、豆乳（無調整）… 各200㎖
顆粒コンソメ … 小さじ½
塩 … 小さじ½
こしょう … 少々

作り方

1　きのこは手で割くか、薄切りにする。

2　鍋にオリーブオイル、バター、1を入れ、
　弱めの中火でしんなりするまで炒める。
　米粉を加え、粉けがなくなるまで炒める。

3　水を少しずつ加え混ぜ、コンソメを入れ
　蓋をして弱火で3分煮る。豆乳を入れ温
　め、塩、こしょうで味を調える。あれば
　パセリのみじん切りをふる。

ハマコメント

まるでポルチーニ!?
濃厚なきのこスープが
作りたくて、
複数のきのこを
組み合わせたら好評。
香り高くうまみも凝縮!

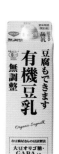

FOOD MEMO

豆乳

牛乳より低カロリーで、
植物性のたんぱく質や、
女性ホルモンと似た働
きをするイソフラボン、
脂肪の蓄積を抑えるサ
ポニンなどもとれます。

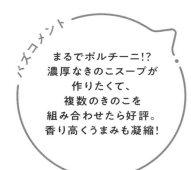

1人分
147
kcal

糖質
8.8
g

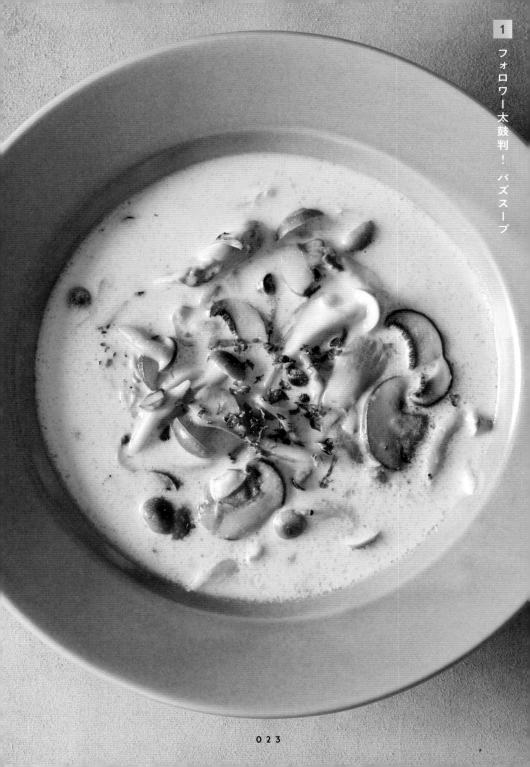

ごぼうのポタージュ

ごぼうたっぷりのポタージュ。
ごぼうの苦みが牛乳でマイルドになり、味わい深い一品に。
生米を一緒に煮ることで自然な甘みととろみがつきます。

材料 | 2人分

ごぼう … 1本
玉ねぎ … ½個
米 … 大さじ1
バター … 10g
水 … 200㎖
顆粒コンソメ … 小さじ½
牛乳 … 200㎖
塩 … 適量

作り方

1 ごぼうはタワシや包丁の背で皮を軽くこそげ、薄切りに。玉ねぎも薄切りにする。

2 鍋にバターを弱めの中火で熱し、玉ねぎを入れ、透き通ってくるまで炒める。

3 ごぼう、米を入れ炒め、米が透き通ってきたら水、コンソメを入れる。蓋をして10～12分弱火で煮たら火を止め、粗熱をとる（余熱で米も柔らかくなる）。

4 3をブレンダー等で撹拌し、牛乳を加えて温め、塩で味を調え好みで粗びき黒こしょうをふる。

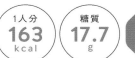

1人分 **163** kcal　糖質 **17.7** g　冷凍ストック OK

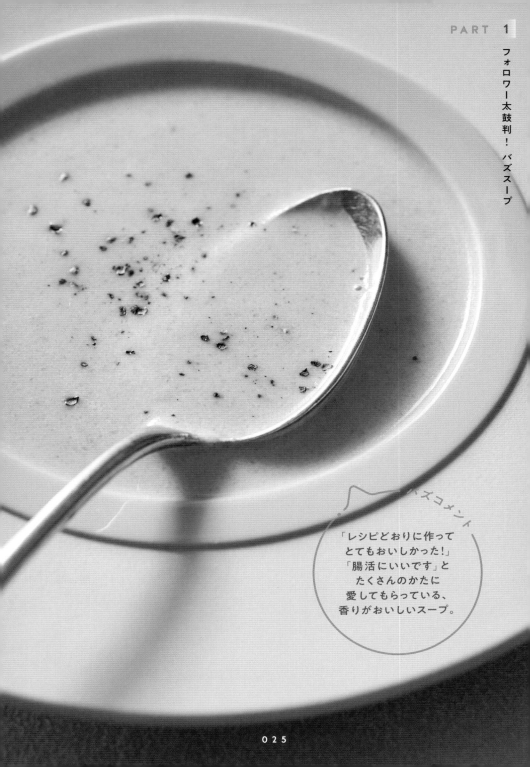

バズコメント

「レシピどおりに作って
とてもおいしかった！」
「腸活にいいです」と
たくさんのかたに
愛してもらっている、
香りがおいしいスープ。

ブロッコリーの豆乳食べポタ

おいしさの秘密はブロッコリーを少量の水で蒸し煮にし、
甘みを引き出すこと。ブロッコリーはどんと1株使いますが、
ペロリと完食してしまう一皿です。

材料｜2人分

ブロッコリー…1株
ハーフベーコン…3枚
にんにく…1かけ
オリーブオイル…小さじ2
豆乳（無調整）…200㎖
水…150㎖
塩…小さじ⅓
こしょう…少々

作り方

1 ブロッコリーは小房に切り、さらに3〜4等分して小さく切る（切り方が大きいと加熱に時間がかかるうえ、ヘラでつぶせなくなるので注意）。ベーコンは短冊切り。にんにくは包丁の腹でつぶす。

2 鍋にオリーブオイルを中火で熱し、にんにくとベーコンを入れ、ベーコンの色が変わるまで炒める。

3 ブロッコリーと塩ひとつまみ（分量外）を加え、鍋底から返すように混ぜながらベーコンと油を全体にからめる。

4 水100㎖を加え、蓋をして弱火で8〜10分蒸し煮にする。

5 弱火で加熱したまま、ヘラでブロッコリーを粗くつぶす。このとき、にんにくを食べたくない場合は取り出す。食べる場合は一緒につぶす。

6 水50㎖、豆乳、塩、こしょうを加え、温める。

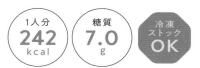

1人分 242 kcal ／ 糖質 7.0 g ／ 冷凍ストック OK

バズコメント

食べてる感も
味わいたく、
食べるポタージュに。
「我が家の新定番になった！」
「ブロッコリーがもりもり
食べられる神レシピ！」
「ゆでなくていい手軽さ、
うれしい」と反響大。

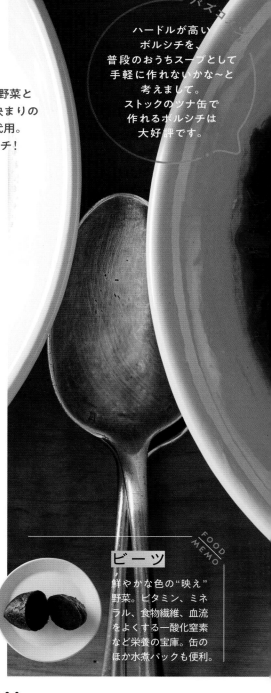

ツナの ボルシチ

ハードルが高いボルシチを身近な野菜と
ツナ缶で手軽に。トッピングにお決まりの
サワークリームはヨーグルトで代用。
酸味が野菜の甘みと絶妙にマッチ！

ハードルが高い
ボルシチを、
普段のおうちスープとして
手軽に作れないかな～と
考えまして。
ストックのツナ缶で
作れるボルシチは
大好評です。

| 材料｜2人分 |

キャベツ … 1枚
玉ねぎ … ¼個
ビーツ（水煮）… 200g
にんじん … ¼本
オリーブオイル … 小さじ1
無糖ヨーグルト、ディル … 各適量
A ┃ ツナ缶（オイルをきる）… 1缶
　┃ 水 … 500mℓ
　┃ トマト缶 … 100g
　┃ ローリエ … 1枚
　┃ トマトケチャップ … 大さじ½
　┃ 砂糖 … ひとつまみ
　┃ 塩 … 小さじ⅔

| 作り方 |

1 キャベツ、ビーツ、にんじんはせ
ん切りに、玉ねぎは薄切りにする。

2 鍋にオリーブオイルを中火で熱し、
キャベツ、玉ねぎ、にんじんを入
れ炒める。しんなりしたら、ビー
ツ、Aを入れ、煮立ったら蓋をし
て弱火で5分煮る。

3 器に盛り、ヨーグルト、ディルを
のせる。

FOOD MEMO

ビーツ

鮮やかな色の"映え"
野菜。ビタミン、ミネ
ラル、食物繊維、血流
をよくする一酸化窒素
など栄養の宝庫。缶の
ほか水煮パックも便利。

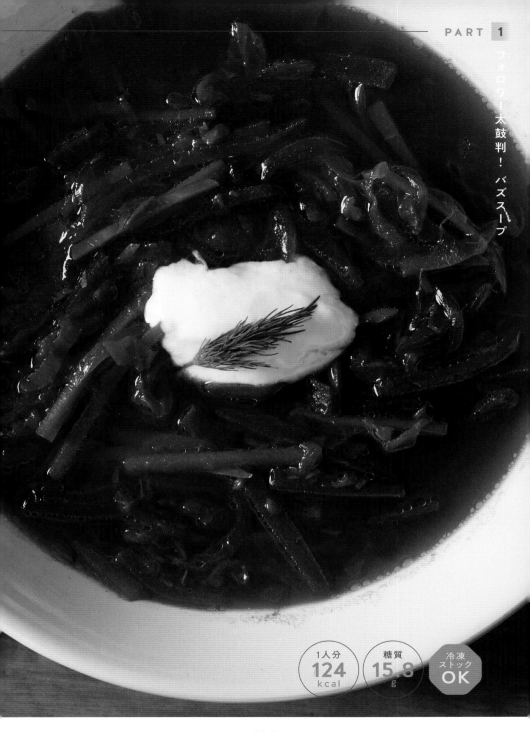

1人分
124
kcal

糖質
15.8
g

冷凍
ストック
OK

スケート靴を脱いだ
私の歩き方

食欲を抑え込んで摂食障害になった
フィギュアスケーター時代

　私は幼少期からフィギュアスケーターをしていました。上位を目指すには、練習はもちろんですが、常に体重管理も必要でした。そのため食べ盛りの高校時代にも、友人らがスイーツを食べているのを横目にぐっと堪え、食欲を抑え込んでいました。ところがあるとき、ふとしたきっかけで食べた後に吐き出すことを知り……自宅で甘いものを口にし、そして出し、体重の増減がないことを確認。極限まで食事制限をしていた当時の私にとっては、魔法のように感じてしまった瞬間でした。

　頭では「今回だけ」と分かっていながら、どんどん沼にハマっていき、取り憑かれるように食べ物を必要以上に買い込んでは隠れて食べて出すことを繰り返すように。自分の意思ではコントロールができないまでに悪化していき、体に栄養が回らず、手足は震え、常にイライラしている状態。人と食事をするのも困難になっていきました。

　転機となったのは大学2年生の頃。練習の合間、自室でいつものように隠れて口に詰め込んでいたとき、ドアが開き、母に見つかったんです。以前より異変を感じていた母は、きっと様々な違和感が結びついたんだと思います。「病院へ行こう」という一言とともに抱きしめられました。焦りと同時に、これでこの状況を終えられるかもしれないという安堵感から、母にしがみつきわんわん泣いていました。母に連れられて病院へ行き、摂食障害の治療が始まり、フィギュアは一時的に休養。1年間休んだ後、再び復帰し、シンクロ競技へと転向し世界大会への出場を果たしました。

自らの経験から学んだ、
食の大切さと自分を愛すること

　治療中、心を動かされたことの一つに、母が誘ってくれたヨガ教室との出会いがありました。レッスン中、講師の方がおっしゃった、“今のあなたにしかない価値がある”“自分を愛しなさい”という言葉に衝撃を受けたんです。そのとき初めて、自己否定ばかりで、必死に変わることを求め続けていた自分に気がつきました。

　それ以来ヨガを続けるうち、心が安定す

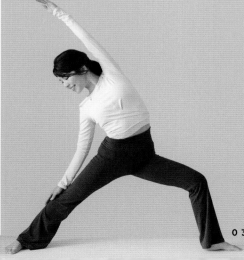

ることで食との向き合い方にも変化が。一食一食の選択が自分を作り上げているという捉え方に変わり、食への感謝の気持ちが生まれ、食べること・作ることの楽しさや喜びを再び思い出すことができるようになっていきました。

これらの経験から、引退後一般企業に勤めていた私は、食事と心のケアに携わる仕事をしたいと決意し、会社を退職。料理の専門知識を得るため料理学校に通い、栄養学や食育、食経営など多岐にわたる分野を学び、フードコーディネーターと食育インストラクターの資格を取得。その後、ヨガの聖地であるバリに渡り、ヨガの国際ライセンスを取得。そこから、ヘルシー料理家・ヨガ講師としての活動がスタートしていきました。

現在は、自身の苦労から学んだことを生かし、ヘルシーでおいしさと栄養バランスを兼ね備えたレシピを発信。ダイエットは多くの方が関心を持つテーマかと思いますが、ただスリムであればいいわけでもなく、数字を追い求めるものでもない。私はそれを身をもって理解しているので、同じ悩み

を持つ方に、きちんと食べて健康を目指し、結果として自分の求めるスタイルになったらいいということも届けていきたいと思っています。皆さんが無理なく暮らしに取り入れられるようにと願いながら、ヘルシー料理家として日々レシピを考案しています。またヨガ講師としても、自身のオンラインサロンのレッスンにて皆さんの心身のバランスをサポートしています。

今はこれまでで一番健康で、体形も維持できていて気持ちも前向き。紆余曲折はありましたが、この仕事を通じて、皆さんが健康で満たされた生活を築く一助になるのが、これからも変わらず私の目標です。

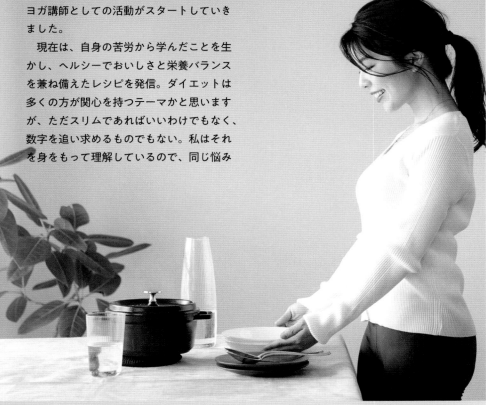

とにかく高たんぱく！
食べる
プロテインスープ

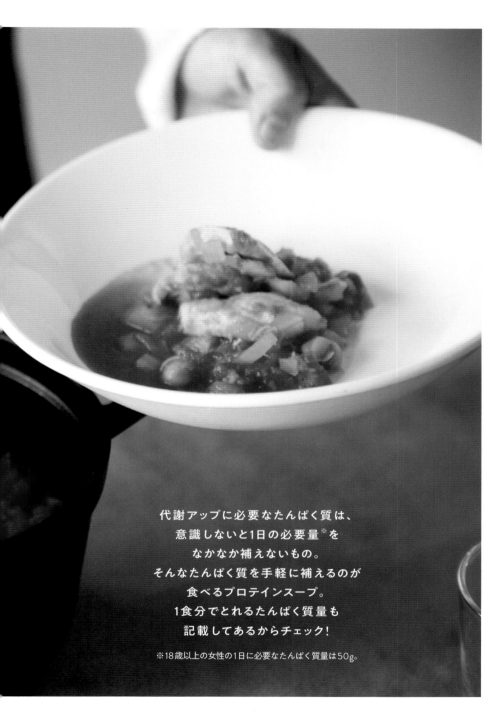

代謝アップに必要なたんぱく質は、
意識しないと1日の必要量※を
なかなか補えないもの。
そんなたんぱく質を手軽に補えるのが
食べるプロテインスープ。
1食分でとれるたんぱく質量も
記載してあるからチェック!

※18歳以上の女性の1日に必要なたんぱく質量は50g。

チキンとひよこ豆の
トマトスープ

スパイスと香味野菜が効いた、イタリアンの「カチャトーラ」
のようなスープ。マイルドな酸味とスパイシーな風味が広がる、
後を引くおいしさ。食べ応えも満点。

材料｜2人分

鶏もも肉 … ½枚（200g）
ひよこ豆（ドライパック）
　 … 1缶（100g）
玉ねぎ … ½個
セロリ … ½本
おろししょうが、おろしにんにく
　 … 各小さじ½
オリーブオイル … 小さじ1
A｜トマト缶 … ½缶（200g）
　｜水 … 300㎖
　｜ローリエ … 1枚
　｜クミンパウダー … 4ふり
　｜ナツメグパウダー … 4ふり
　｜塩 … 小さじ⅔

作り方

1 鶏肉は一口大に切り、塩、こしょう各
　少々（分量外）をまぶす。玉ねぎ、セロ
　リは粗みじん切りにする。

2 鍋にオリーブオイルを中火で熱し、鶏肉
　を入れ、色が変わるまで焼く。ひよこ豆、
　玉ねぎ、セロリ、しょうが、にんにくを
　加え炒める。

3 玉ねぎが透き通ってきたらAを入れ、煮
　立ったら蓋をして弱火で8分煮る。塩適
　量（分量外）で味を調える。

4 器に盛り、あればみじん切りにしたイタ
　リアンパセリ、粉チーズをふる。

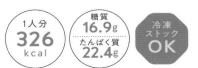

1人分 326 kcal

糖質 16.9g
たんぱく質 22.4g

冷凍ストック OK

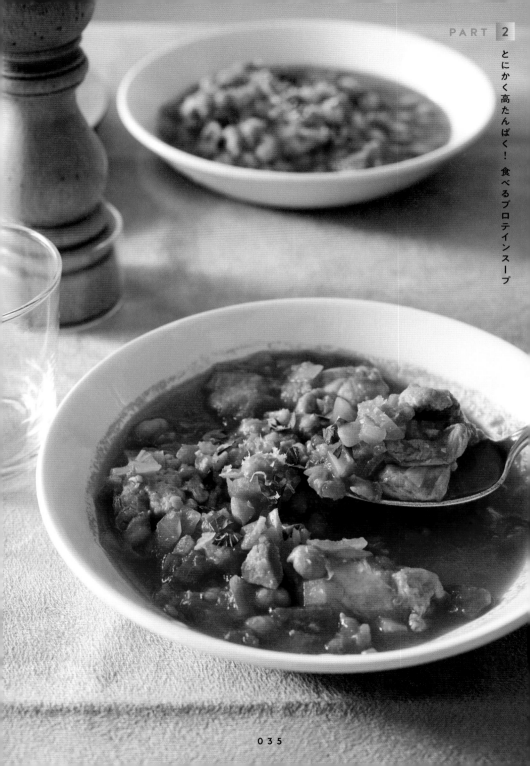

鶏と里いもと白菜のホワイトシチュー

低脂肪の鶏むね肉を使用し、ルーを使わずに米粉で
サラリと仕上げたグルテンフリーの軽いシチュー。
素材本来の味が楽しめる、やさしい味わいです。

材料 | 2人分

鶏むね肉 … 小1枚（200g）
白菜 … 200g
里いも … 200g
オリーブオイル … 大さじ½
バター … 5g
白ワイン … 大さじ2
大葉（せん切り） … 適量
塩、粗びき黒こしょう … 各適量
片栗粉 … 小さじ1
A｜水 … 300㎖
　｜顆粒コンソメ … 小さじ½
　｜みそ … 大さじ1
B｜牛乳 … 200㎖
　｜米粉 … 大さじ1と½

作り方

1　鶏肉は一口大の削ぎ切りにし、塩少々、片栗粉をまぶす。白菜は2㎝幅のざく切り、里いもは皮をむき5㎜幅に切る。

2　鍋にオリーブオイル、バターを入れ弱めの中火で熱し、白菜を加え炒める。くたっとして透き通ってきたら、白ワインを加え、汁けを飛ばすように炒める。

3　里いも、鶏肉、Aを加え、蓋をして煮立ったら弱火にし、5分煮る。よく混ぜたBを少しずつ入れて混ぜ、さらに5分煮る。塩で味を調える。

4　器に盛り、大葉をのせ、粗びき黒こしょうをふる。

FOOD MEMO

米粉

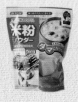

小麦アレルギーの人でも安心の米粉。水分に溶けやすく、ダマになりにくいため、扱いやすくおすすめ。自然なとろみもつきます。

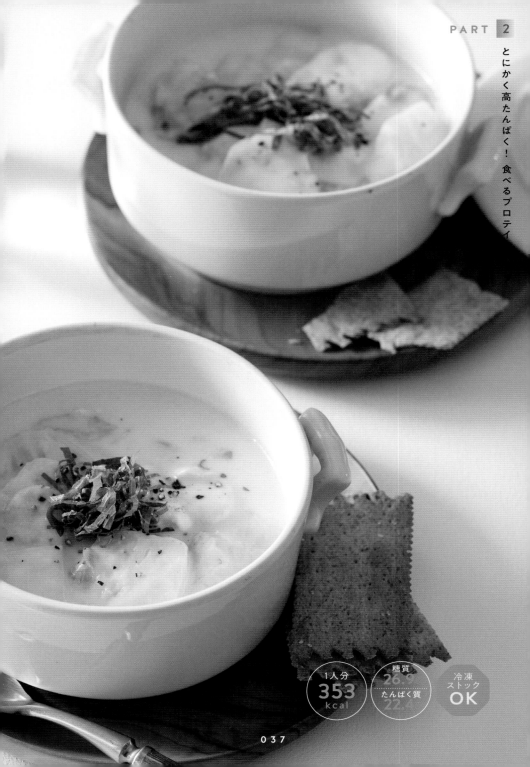

とにかく高たんぱく！ 食べるプロテイ

1人分
353
kcal

糖質
26.9
たんぱく質
22.4

冷凍
ストック
OK

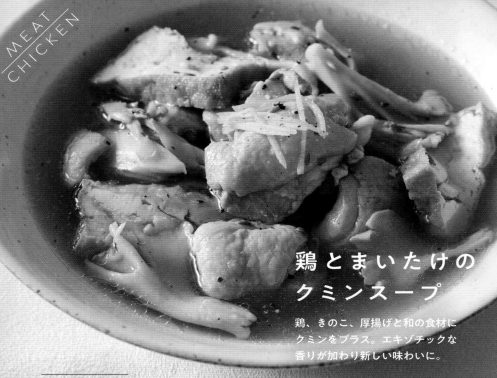

鶏とまいたけの クミンスープ

鶏、きのこ、厚揚げと和の食材に
クミンをプラス。エキゾチックな
香りが加わり新しい味わいに。

鶏もも肉 … ½枚（200g）
まいたけ … 1パック（100g）
厚揚げ … 1個（100g）
しょうが … 1かけ
クミンシード … 小さじ⅓
油 … 小さじ2
粗びき黒こしょう … 適量
A　水 … 500㎖
　　しょうゆ … 大さじ1
　　塩 … 小さじ⅓
　　鶏ガラスープの素 … 小さじ½

作り方

1　まいたけは手でほぐす。鶏肉は一口大に
　　切り、塩、こしょう各少々（分量外）を
　　ふる。厚揚げはキッチンペーパーで余分
　　な油をおさえ、1cm幅に切る。しょうが
　　はせん切りにする。

2　鍋に油、クミンシード、しょうがを入れ、
　　弱火で香りが立つまで炒める。

3　鶏肉、まいたけを入れ中火で炒め、肉の
　　色が変わったらA、厚揚げを入れ、煮立
　　ったら蓋をし弱火で10分煮る。

4　器に盛り、粗びき黒こしょうをふる。

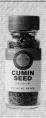

クミン

FOOD
MEMO

スパイシーな香りとほ
んのりとした苦みが特
徴。クミンのクミンア
ルデヒドは消化酵素を
活性化し、消化を促進。

1人分
320
kcal

糖質
3.1g
たんぱく質
22.9g

冷凍
ストック
OK

鶏とセロリの
レモン風味スープ

セロリとレモンの香りが爽やか。
にんにくや黒こしょうのパンチが
効いていて食べると元気に！

材料｜2人分

鶏むね肉 … 小1枚（200g）
セロリ … ½本
玉ねぎ … ¼個
にんにく … 1かけ
オリーブオイル … 小さじ2
白ワイン … 大さじ2
レモンの薄切り … ½個分
セロリ（葉）… 適量
粗びき黒こしょう … 適量
A　水 … 500㎖
　　塩 … 小さじ½
　　ローリエ … 1枚
　　乾燥バジルやオレガノ（あれば）
　　　… 適量

作り方

1　鶏肉は5mm厚さの削ぎ切りにし、塩、こ
　しょう各少々（分量外）をふる。セロリ
　の茎は斜め薄切り、玉ねぎはみじん切り、
　にんにくは包丁の腹でつぶす。

2　鍋にオリーブオイルを中火で熱し、にん
　にく、玉ねぎを入れ炒める。

3　玉ねぎがしんなりしたら、セロリの茎、
　鶏肉、白ワインを入れ、汁けを飛ばしな
　がら炒める。

4　水分が少なくなったら、Aを入れ、煮
　立ったら蓋をし弱火で5分煮る。レモン、
　セロリの葉をちぎり入れ、火を止める。

5　器に盛り、粗びき黒こしょうをふる。

1人分
206
kcal

糖質
7.9g
たんぱく質
18.0g

冷凍
ストック
OK

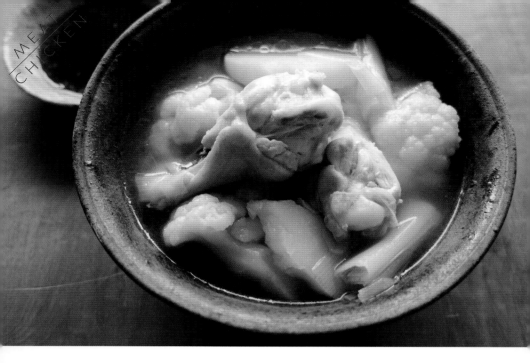

タッカンマリ風

韓国の定番鍋を手軽に味わえるスープ。
たれをかけて食べるのでスープは
薄味ですが、骨つき肉の出汁がたっぷり。

材料｜2人分

鶏手羽元 … 6本
じゃがいも … 1個
長ねぎ … 1本
長ねぎの青い部分 … 1本分
カリフラワー … ½株
にんにく … 2かけ
A｜水 … 600㎖
　｜酒 … 50㎖
　｜塩 … 小さじ1
　｜鶏ガラスープの素 … 小さじ½
B｜しょうゆ … 大さじ1
　｜酢 … 大さじ½
　｜砂糖、粉唐辛子（あれば韓国産）
　｜　… 各小さじ1

作り方

1　じゃがいもは1cm幅の輪切り、長ねぎは4cm長さのぶつ切りにする。カリフラワーは小房に分ける。にんにくは包丁の腹でつぶす。

2　鍋にA、手羽元、長ねぎの青い部分、1のじゃがいも以外を入れ中火にかける。煮立ったらアクを取り、じゃがいもを加え、再び煮立ったら蓋をし弱火で15分煮る。

3　混ぜ合わせたBを加えながら食べる。

1人分
256 kcal

糖質
18.5g

たんぱく質
15.4g

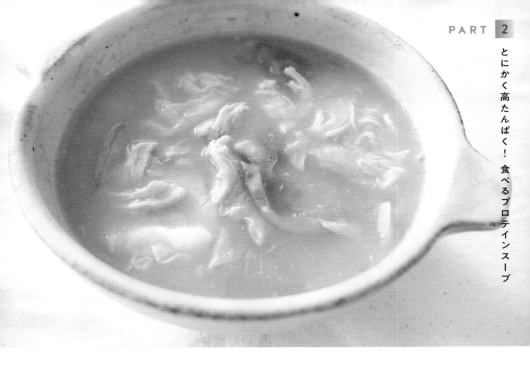

ささみの
中華コーンスープ

コーンスープにささみとレタス、
卵を加えてボリュームアップ。
食欲がないときにもするする食べられる
やさしい味わい。

| 材料 | 2人分 |

鶏ささみ … 2本
レタス … 2～3枚
卵（溶いておく）… 1個
酒 … 小さじ1
A｜水 … 400㎖
　｜コーンクリーム缶 … 190g
　｜塩 … 小さじ½～
　｜こしょう … 少々
　｜鶏ガラスープの素 … 小さじ⅓
B｜片栗粉 … 大さじ½
　｜水 … 大さじ1

| 作り方 |

1　耐熱皿にささみをのせ、フォークで数カ
　所刺し、酒をふる。ふんわりラップをし
　て電子レンジで2分加熱する。粗熱をと
　り、手でほぐす。

2　鍋にAを入れ中火にかける。煮立ったら、
　1、レタスをちぎり入れ、混ぜたBでと
　ろみをつける。再び煮立ったら、溶きほ
　ぐした卵を細く流し入れる。ふんわり固
　まったら火を止める。

1人分
177
kcal

糖質
21.2g
たんぱく質
13.9g

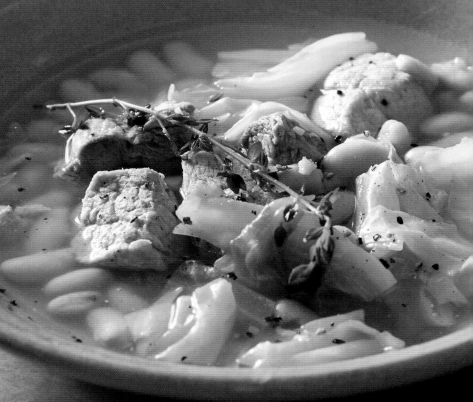

豚と白いんげん豆の
スープ

一見、おしゃれなビストロ風のスープですが、
カレー用の角切り肉を使ってとても手軽に作れます。
ライ麦パンなどの黒パンを添えるのもおすすめ。

| 材料 | 2人分 |

豚もも角切り肉（カレー用）… 200g
キャベツ … 2枚
にんにく … 1かけ
白いんげん豆（水煮）… 100g
オリーブオイル … 小さじ2
A 水 … 500㎖
　 ローリエ … 1枚
　 タイム … 3〜4本
　 塩 … 小さじ½
　 顆粒コンソメ … 小さじ½

| 作り方 |

1 豚肉は塩、こしょう各少々（分量外）をふる。キャベツはざく切り、にんにくはみじん切りにする。白いんげん豆はさっと洗う。

2 鍋にオリーブオイルを中火で熱しにんにくを炒める。香りが出てきたら豚肉を入れ炒める。

3 肉の色が変わったら、キャベツ、白いんげん豆、Aを入れ、煮立ったら蓋をして弱火で10分煮る。

FOOD MEMO

白いんげん豆

白いんげん豆は豆の中でも特に食物繊維が多く、大豆の約2倍もの量を含有。たんぱく質のほか、カリウムなどのミネラルも豊富。

1人分
294
kcal

糖質
16.8g
たんぱく質
21.5g

冷凍ストック
OK

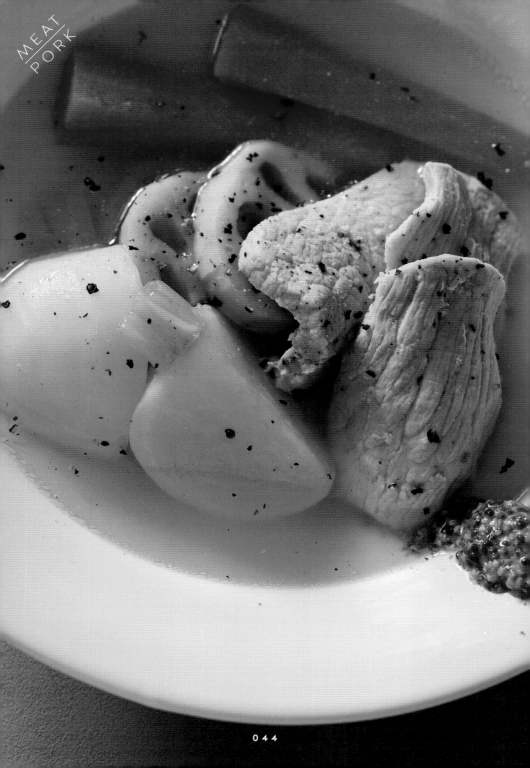

即席塩豚と 根菜のポトフ

塩豚といっても1日寝かせる必要がなく、
塩こうじをもみ込んで30分～1時間おくだけだから簡単。柔
らかい塩豚と根菜の自然な甘みを堪能して。

材料 | 2人分

豚もも塊肉 … 200g
れんこん … 80g
にんじん … ½本
かぶ … 1個
塩こうじ … 大さじ2
塩、粒マスタード、
粗びき黒こしょう … 各適量
A｜水 … 600㎖
　｜酒 … 大さじ3
　｜ローリエ … 1枚
　｜にんにく（つぶす）… 1かけ

作り方

1　豚肉は1cm厚さに切り、包丁でたたく。
　　ポリ袋に入れ、塩こうじをまぶしてよく
　　もみ込み冷蔵で30分～1時間おく。

2　れんこんは輪切りにする。にんじんは縦
　　4～6等分に切る。かぶは4等分に切る。

3　鍋に1、れんこん、にんじん、Aを入れ
　　中火にかける。煮立ったらアクをとり、
　　かぶを入れ、蓋をして弱火で20分煮る。

4　塩で味を調え、器に盛り、粗びき黒こし
　　ょうをふり、粒マスタードを添える。

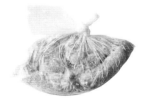

豚肉はポリ袋に入れて塩こうじを
もみ込んで30分～1時間おくこ
とで、柔らかく仕上がる。

1人分
271
kcal

糖質
20.9g
たんぱく質
18.4g

冷凍
ストック
OK

1人分
321
kcal

糖質
14.8g
たんぱく質
18.2g

冷凍
ストック
OK

牛肉の薬膳ポトフ

体を温めるしょうがと、不老長寿の薬とも言われるクコの実、
健胃効果があるとされる八角を使った薬膳スープで気分は台湾！
牛肉はステーキ用を切って使うのもおすすめ。

| 材料 | 2人分 |

牛もも角切り肉（カレー用）… 150g
〈肉の下味〉
　塩、こしょう … 各少々
　おろししょうが … 小さじ1
　酒 … 小さじ1
大根 … 200g
にんじん … ½本
長ねぎ … 1本
しょうが … 1かけ
干ししいたけ … 2個
水（干ししいたけの戻し汁と合わせて）
　… 700㎖
A｜クコの実 … 大さじ1
　｜八角 … 1個
　｜しょうゆ … 大さじ1
　｜塩 … 小さじ½
　｜みりん … 大さじ½
ごま油 … 大さじ1
粗びき黒こしょう … 少々

| 作り方 |

1　干ししいたけはつかるほどの水につけ、
　戻しておく。牛肉は下味をもみ込む。

2　大根、にんじんは一口大の乱切りにする。
　耐熱皿に移し、水小さじ1（分量外）をふ
　り、ふんわりとラップをして電子レンジ
　で4分加熱する。長ねぎは3㎝長さのぶ
　つ切り、しょうがは薄切り、戻した干し
　しいたけは石づきを切り4等分に切る。

3　鍋にごま油を中火で熱し、牛肉を入れ炒
　める。色が変わったら2を入れ炒める。

4　全体に油が回ったら水を入れる。煮立っ
　たらアクをとり、Aを入れ、蓋をして弱
　めの中火で10分煮る（肉がかたい部位な
　ら追加で煮て）。器に盛り、仕上げに粗
　びき黒こしょうをふる。

しょうが、クコの実、八角

FOOD MEMO

薬膳によく使われる3つの食材。八角と同じくしょうがにも健胃作用が。クコの実には抗酸化成分が、八角には代謝を活発にするリモネンが多く含まれます。

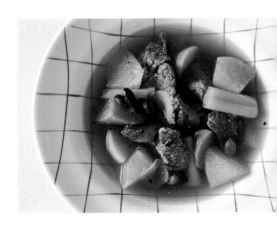

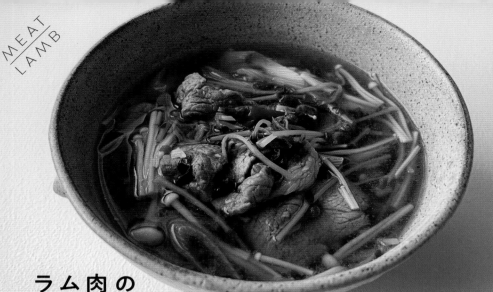

ラム肉の
四川風火鍋スープ

辛すぎずクセになる味わいの
簡単火鍋風スープ。ラム肉は
下味をつけてスープで煮込むことで
臭みも気になりません。

材料 | 2人分

ラム肉（焼肉用）… 200g
えのきたけ … ½袋
豆苗 … ½袋
酒、しょうゆ … 各大さじ½
A | しょうが、にんにく
　　（各みじん切り）… 各1かけ
　　ごま油 … 小さじ2
　　赤唐辛子（種をとる）… 1本
　　花椒（ホール）… 小さじ½〜1
　　ホワジャオ
豆板醤 … 小さじ1
B | 水 … 500㎖
　　酒 … 50㎖
　　鶏ガラスープの素 … 小さじ½
　　しょうゆ … 大さじ1

作り方

1 ラム肉は酒、しょうゆ各大さじ½をもみ
　込んでおく。えのきと豆苗はそれぞれ根
　元を落とし2等分に切る。

2 鍋にAを入れ弱火にかける。香りが立っ
　たら豆板醤を加え、なじませるように炒
　める。

3 Bを加え中火にし、煮立ったらラム肉、
　えのきを加えアクをとり煮る。豆苗を入
　れさっと煮る。

FOOD MEMO

ラム肉

肉の中でも脂肪燃焼を
サポートするL-カル
ニチンが格段に多く含
まれているラム肉。鉄
やビタミンB群も豊富。

1人分
259
kcal

糖質
5.8g
たんぱく質
19.5g

冷凍
ストック
OK

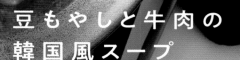

豆もやしと牛肉の韓国風スープ

辛みと牛肉のうまみが溶け込んだ
ユッケジャン風。うまみを吸った
しらたきが満足感をアップ。
ぐつぐつ煮込んで食べて。

材料 | 2人分

牛もも肉（焼肉用）… 150g
A | しょうゆ、みりん、酒、粉唐辛子
　　（あれば韓国産）… 各大さじ½
豆もやし … ½袋（100g）
小ねぎ … 5本
にんじん … ⅓本
しらたき（アク抜き不要タイプ）… 100g
溶き卵 … 1個分
ごま油 … 小さじ2
B | 水 … 600㎖
　　しょうゆ、酒 … 各大さじ½
　　コチュジャン … 大さじ1
　　鶏ガラスープの素 … 小さじ1

作り方

1　牛肉は5mm幅に切り、Aをもみ込む。小ねぎは4cm長さに切る。にんじんは細切りにする。しらたきは食べやすく切る。

2　鍋にごま油を中火で熱し、牛肉を入れ炒める。肉の色が変わり、つやっとして汁けが飛んできたらBを加える。煮立ったらアクをとり、豆もやし、にんじん、しらたきを加え弱めの中火で5分煮る。

3　塩、こしょう（分量外）で味を調え、仕上げに小ねぎ、卵を回し入れさっと煮る。

豆もやし

たんぱく質、イソフラボン、食物繊維、ミネラルと多くの栄養を含有。カロリーも糖質も低めのダイエット食材。

1人分
321 kcal

糖質 16.5g
たんぱく質 19.1g

冷凍ストック OK

鶏ひき肉ときのこ しょうがともち麦

鶏ひき肉、2種類のきのこ、昆布とうまみ成分たっぷりの
食材をかけ合わせることで、味わい深い絶品のスープに。
もち麦が入っているので腹持ちも◎。

材料｜2人分

鶏ももひき肉 … 120g
まいたけ … ½パック
しめじ … ½パック
しょうが … 1かけ
もち麦 … 大さじ2
A｜水 … 650㎖
　｜酒 … 50㎖
　｜しょうゆ … 大さじ1
　｜昆布（5cm四方）… 1枚
ごま油 … 小さじ1
塩、こしょう、小ねぎ（小口切り）
　… 各適量

作り方

1 きのこは石づきを落とし、手で割く。しょうがはみじん切りにする。

2 鍋にひき肉、しょうが、Aを入れ、中火にかける。煮立ったらアクをとり、もち麦を加え、蓋をして弱火で15分煮る。

3 昆布をとり出し、きのこを加え、蓋をして5分煮る。ごま油を回し入れ、塩、こしょうで味を調える。器に盛り、小ねぎをかける。

もち麦

白米の約20倍もの食物繊維が含まれるので、血糖値の急上昇が抑えられダイエットに効果大。水溶性食物繊維が多く便秘改善効果も。

1人分
210
kcal

糖質
13.3g
たんぱく質
11.0g

冷凍ストック
OK

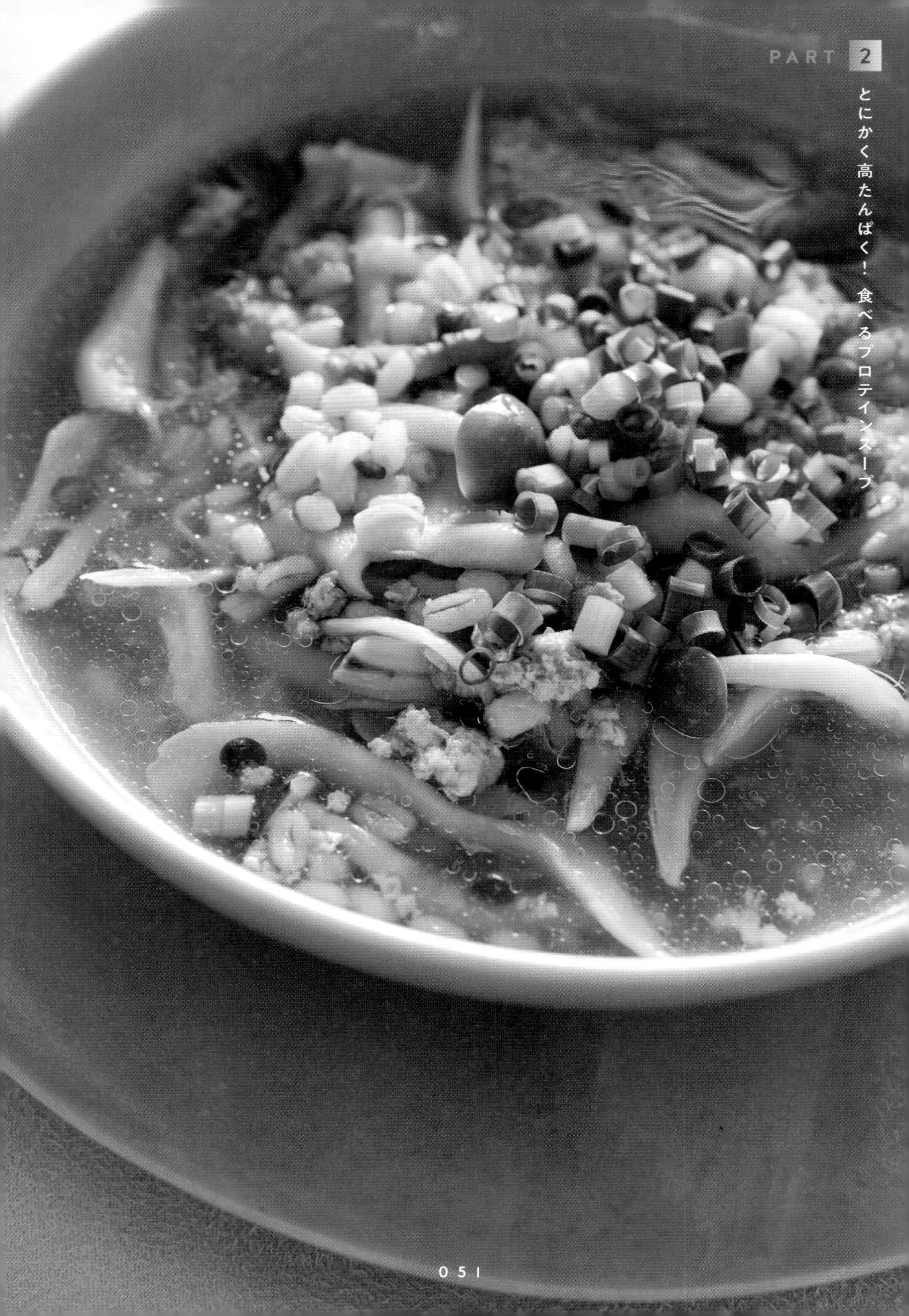

ぷりっとえび団子と青梗菜のスープ

えびのぷりっと食感と、はんぺんのふんわり食感が
かけ合わさった団子がごろっと入ったスープ。
ごま油が効いた、なんともクセになる味わいです。

材料 | 2人分

むきえび … 150g
青梗菜 … 1株
しょうが … 1かけ
はんぺん … ½枚
A | 酒 … 小さじ1
　| 片栗粉 … 小さじ1
　| 塩 … ひとつまみ
　| こしょう … 少々
B | 水 … 600㎖
　| 鶏ガラスープの素 … 小さじ½
　| 塩 … 小さじ⅓
ごま油 … 適量

作り方

1　えびは背わたをとり、たたく。青梗菜は3等分に切り、根元は縦に5㎜幅に切る。しょうがはせん切りにする。

2　はんぺんをポリ袋に入れ、手のひらで押しながらつぶす。なめらかになるまでつぶしたら、えびとAを加え、よくもみ込む。

3　鍋にBを入れ中火にかける。煮立ったら弱火にし、2をスプーン2本を使って落とし入れ3~4分煮る。青梗菜、しょうがを加え、ひと煮立ちさせ、香りづけにごま油を回し入れる。

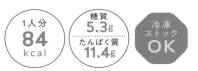

1人分
84
kcal

糖質
5.3g
たんぱく質
11.4g

冷凍
ストック
OK

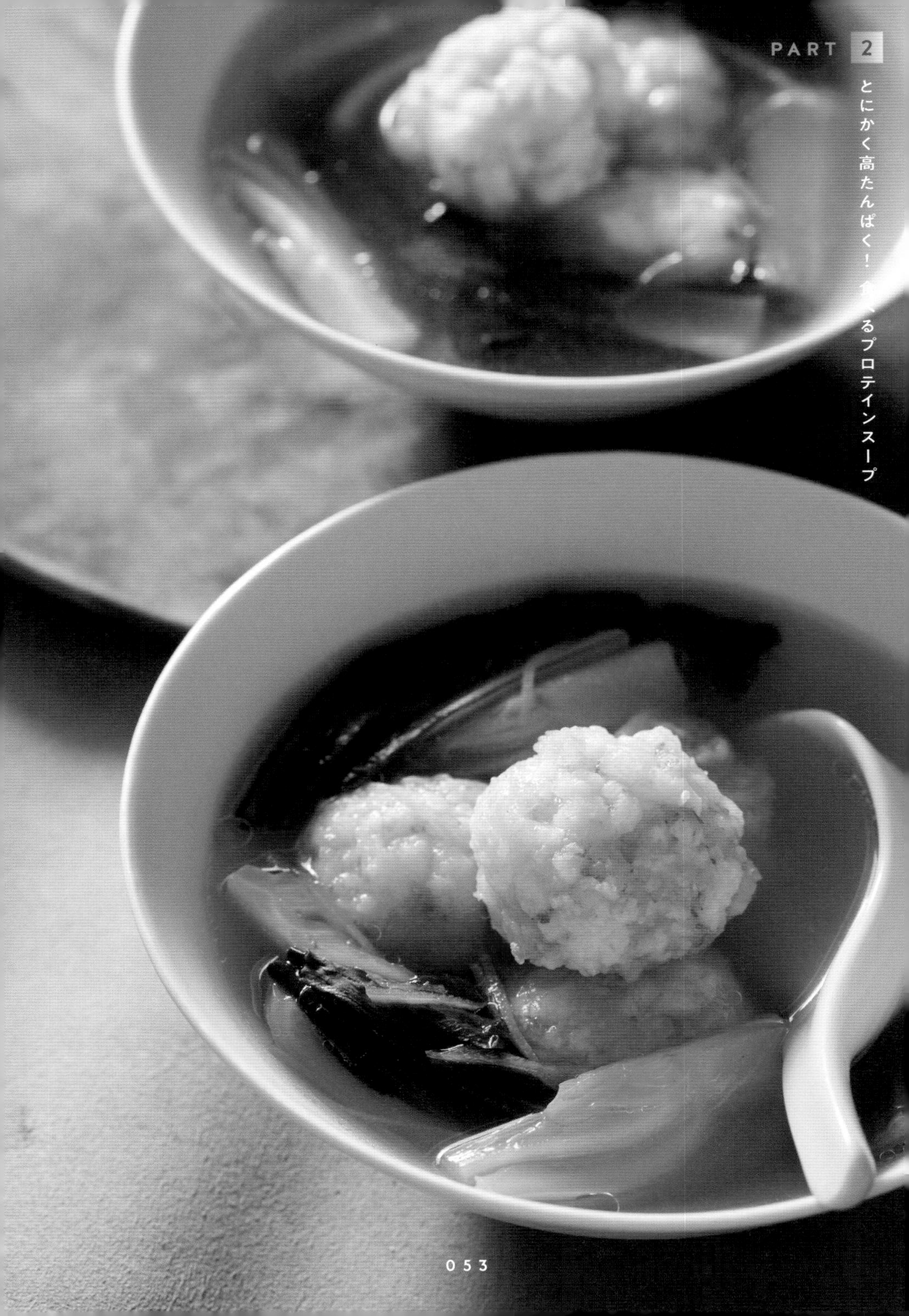

| 材料 | 2人分 |

トマト … 小2個（200g）
エリンギ … 1本
シーフードミックス（冷凍）… 150g
白菜キムチ … 60g
絹ごし豆腐 … 150g
A　粉唐辛子（あれば韓国産）
　　… 小さじ1
　　おろしにんにく … 小さじ1
　　塩 … 小さじ½
　　ごま油 … 大さじ½
B　水 … 400㎖
　　しょうゆ … 小さじ1

| 作り方 |

1　トマトはくし形切りに、エリンギは食べやすい大きさに切る。

2　鍋にAを入れ弱めの中火で香りが出るまで炒める。シーフードミックス、キムチを入れ、2が絡んでつやっとするまで炒める。Bを加え、煮立ったら1、豆腐をスプーンですくい入れ、5分煮る。

3　器に盛り、あれば小ねぎ、糸唐辛子をふる。

1人分 **188** kcal
糖質 **8.9g**
たんぱく質 **17.9g**
冷凍ストック **OK**

FOOD MEMO
粉唐辛子

韓国唐辛子はカプサイシンの含有量が少なく辛みが弱めで適度な甘みがありおすすめ。なければ一味で代用して。

| 材料 | 2人分 |

白菜 … 150g
大豆（ドライパック）… 60g
米粉 … 大さじ1
ベビーほたて … 130g
バター … 10g
水 … 100㎖
牛乳 … 300㎖
塩 … 小さじ⅓
こしょう … 少々

| 作り方 |

1　白菜は2㎝幅に切る。

2　鍋にバターを中火で熱し、白菜、大豆を入れ炒める。白菜がしんなりしてきたら、米粉をふり入れ粉けがなくなるまで炒め、ベビーほたてを加えさっと炒める。

3　水を入れ混ぜ、なじんだら牛乳を入れ、ふつふつしてきたら弱火にし、白菜が柔らかくなるまで2～3分煮る。塩、こしょうで味を調える。

FOOD MEMO
大豆

"畑の肉"と言われるほどたんぱく質が豊富。イソフラボンやサポニンのほか、腸によい大豆オリゴ糖もとれます。

1人分 **270** kcal
糖質 **14.1g**
たんぱく質 **21.2g**
冷凍ストック **OK**

海鮮のうまみ トマトチゲ

トマトを使ったひと味違うチゲ。
シーフードミックスで手軽にできるのに、
トマトとキムチのうまみのかけ算で
驚くほど滋味あふれる仕上がりに。

ほたてと 白菜と大豆の ミルクスープ

バターでさっと炒めたほたてのうまみが
口の中いっぱいに広がるやさしい
ミルクスープ。ゆるめにつけたとろみが、
心をほっと落ち着かせてくれます。

サーモンの
フィンランド風スープ

フィンランドで日常的に食べられているロヒ（鮭）ケイット（スープ）を
クリームを使わずに仕上げます。1人分をさくっと作りたいときは、
サーモンのサクでなく刺身用で作っても楽ちん。

材料 | 2人分

サーモン（刺身用サク）… 150g
じゃがいも … 1個
にんじん … ¼本
長ねぎ … 1本
マッシュルーム … 3個
ディル … 2本
バター… 10g
水 … 500㎖
顆粒コンソメ … 小さじ½
塩 … 小さじ½
こしょう … 適量

作り方

1 サーモンは小さめの一口大に切り、両面に塩適量（分量外）をふり10分おき、キッチンペーパーで水けをふく。じゃがいもは1.5㎝角に、にんじんは1㎝角に切る。長ねぎは1㎝幅の輪切りにする。マッシュルームは4等分に切る。

2 鍋にバターを中火で熱し、じゃがいも、にんじん、長ねぎ、マッシュルームを入れ炒める。

3 長ねぎがしんなりしてきたら、水、コンソメ、ディルの茎を入れ煮立ったら蓋をして、弱火で10分煮る。サーモンを加え2〜3分煮て、ディルの茎をとり出し、塩、こしょうで味を調える。

4 器に盛りディルの葉を散らす。

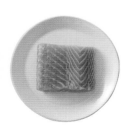

サーモン

FOOD MEMO

抗酸化作用が高くエイジングケアに効果的なアスタキサンチンや、血液をサラサラにするオメガ3系脂肪酸のDHAやEPAもとれます。

1人分
259
kcal

糖質
11.8g
たんぱく質
14.1g

冷凍
ストック
OK

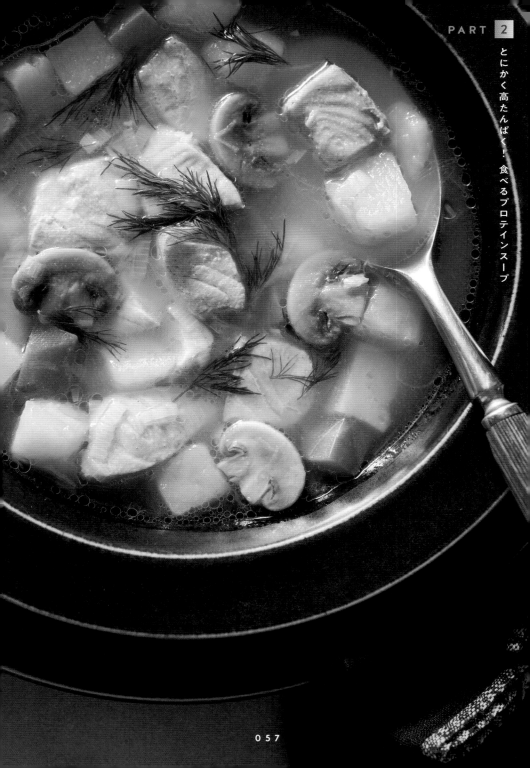

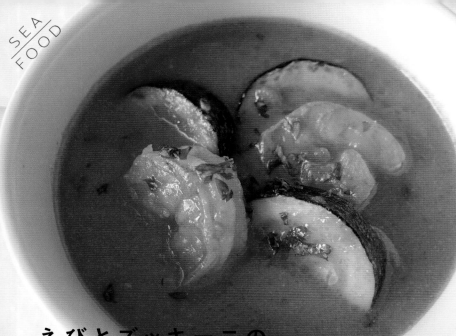

えびとズッキーニの
トマトクリームスープ

えびとズッキーニは
実は相性がいい組み合わせ。
牛乳を使うことで
さらりと仕上がり、重くなく
ぺろりと食べられます。

材料 | 2人分 |

むきえび … 120g
ズッキーニ … ½本
玉ねぎ … ⅛個
オリーブオイル … 適量
牛乳 … 100㎖
A | トマト缶 … ½缶（200g）
　 | 水 … 100㎖
　 | 顆粒コンソメ … 小さじ⅓
　 | 塩 … 小さじ⅓ 〜
　 | こしょう … 少々

作り方

1 えびは背わたをとる。ズッキーニは1cm
　幅の輪切り、玉ねぎはみじん切りにする。

2 鍋にオリーブオイル小さじ1を中火で熱
　し、ズッキーニを両面色づくまで焼き、
　一度とり出す。

3 2の鍋にオリーブオイルを適量足し、え
　び、玉ねぎを入れて中火で炒める。えび
　の色が変わったらA、ズッキーニを加え、
　弱火で3〜4分煮る。

4 牛乳を入れ温め、器に盛りあればパセリ
　を散らす。

1人分
142
kcal

糖質
8.2g
たんぱく質
11.2g

冷凍
ストック
OK

たらとせりのスープ

たらのうまみに、香り高いせりが
ベストマッチ。最後に添える
レモンによって爽やかな仕上がりに。

材料 | 2人分

生だら（切り身）… 2切れ
せり … 1束（65g）
玉ねぎ … ¼個
オリーブオイル … 小さじ1
レモン（薄切り）… 2枚
A 水 … 600mℓ
　白ワイン … 大さじ2
　顆粒コンソメ … 小さじ½
　塩 … 小さじ¼
　こしょう … 少々
　おろしにんにく … 小さじ½

作り方

1 たらは3等分に切り、塩ひとつまみ（分量外）をふり10分おき、キッチンペーパーで水けをふく。せりは根を切り落として2〜3cm長さに切り、飾り用に少量とり分けておく。玉ねぎは薄切りにする。

2 鍋にオリーブオイル、玉ねぎを入れ中火にかけ、しんなりするまで炒める。たら、Aを加え、煮立ったら蓋をし弱火で2〜3分煮る。せりを加え、ひと煮する。

3 器に盛り、レモンを添え、飾り用のせりをのせる。

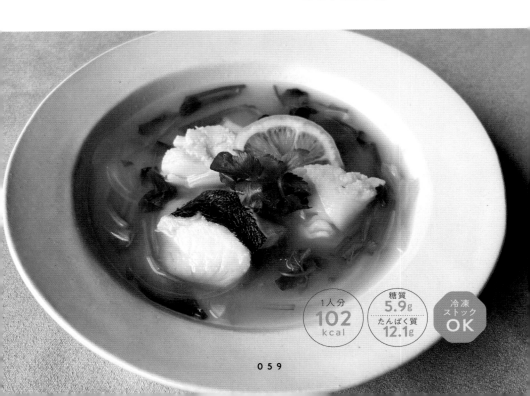

1人分 102kcal　糖質 5.9g　たんぱく質 12.1g　冷凍ストックOK

さば水煮缶 … 1缶
絹ごし豆腐 … 150g
きゅうり … ½本
大葉（せん切り）… 2〜3枚
みょうが（輪切り）… 1個
もち麦ごはん … 160〜200g
冷水 … 2カップ
A | 白だし … 小さじ1
  | みそ … 大さじ2
  | 白すりごま … 大さじ2

1人分	糖質
371 kcal	**26.3g** たんぱく質 **27.9g**

作り方

1 きゅうりは輪切りにし、塩ひとつまみ（分量外）をもみ込み5分ほどおき、水けを絞る。

2 ボウルにさば缶（汁ごと）、Aを入れ混ぜ（さばは粗めにほぐす）、冷水を注ぎ入れる。

3 器にもち麦、手でくずした豆腐、1、2を入れ、大葉、みょうがをのせる。

さば缶

血中の中性脂肪やコレステロール値を調整するDHA・EPAや、カルシウムの吸収を助けるビタミンDがとれます。

さば缶の甘酒キムチスープ

味が想像しにくいかもしれませんが、さばみそ煮、甘酒のこうじ、キムチのトリプル発酵パワーで驚くほど深いコクが！

材料 | 2人分

さばみそ煮缶 … 1缶
じゃがいも … 1個
小ねぎ … 2本
白菜キムチ … 100g
A | 水 … 400㎖
  | 甘酒 … 100㎖
  | しょうゆ … 小さじ1

1人分	糖質
291 kcal	**25.2g** たんぱく質 **15.8g**

作り方

1 じゃがいもは一口大に切り、さっと水にくぐらせ耐熱皿に移し、ふんわりラップをして電子レンジで3分加熱する。小ねぎは斜めに切る。

2 鍋にさば缶（汁ごと）、キムチ、じゃがいも、Aを入れ中火にかけ、煮立ったらアクを取る。

3 蓋をして弱火で8分煮る。器に盛り、小ねぎをのせる。

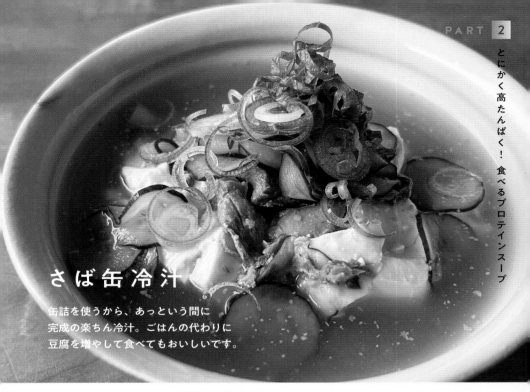

さば缶冷汁

缶詰を使うから、あっという間に
完成の楽ちん冷汁。ごはんの代わりに
豆腐を増やして食べてもおいしいです。

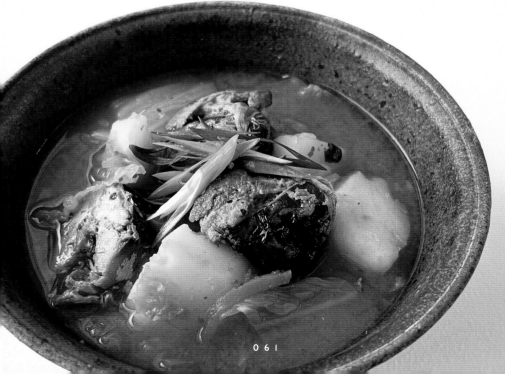

あさりのスンドゥブ

難しいこと一切なしで、手軽に作れるスンドゥブです。
あさりと肉のダブルのうまみが効いた間違いないおいしさ。
牛ひき肉は、豚ひき肉に変えてもOK。
冷凍する際は、豆腐と卵は解凍後に加えて。

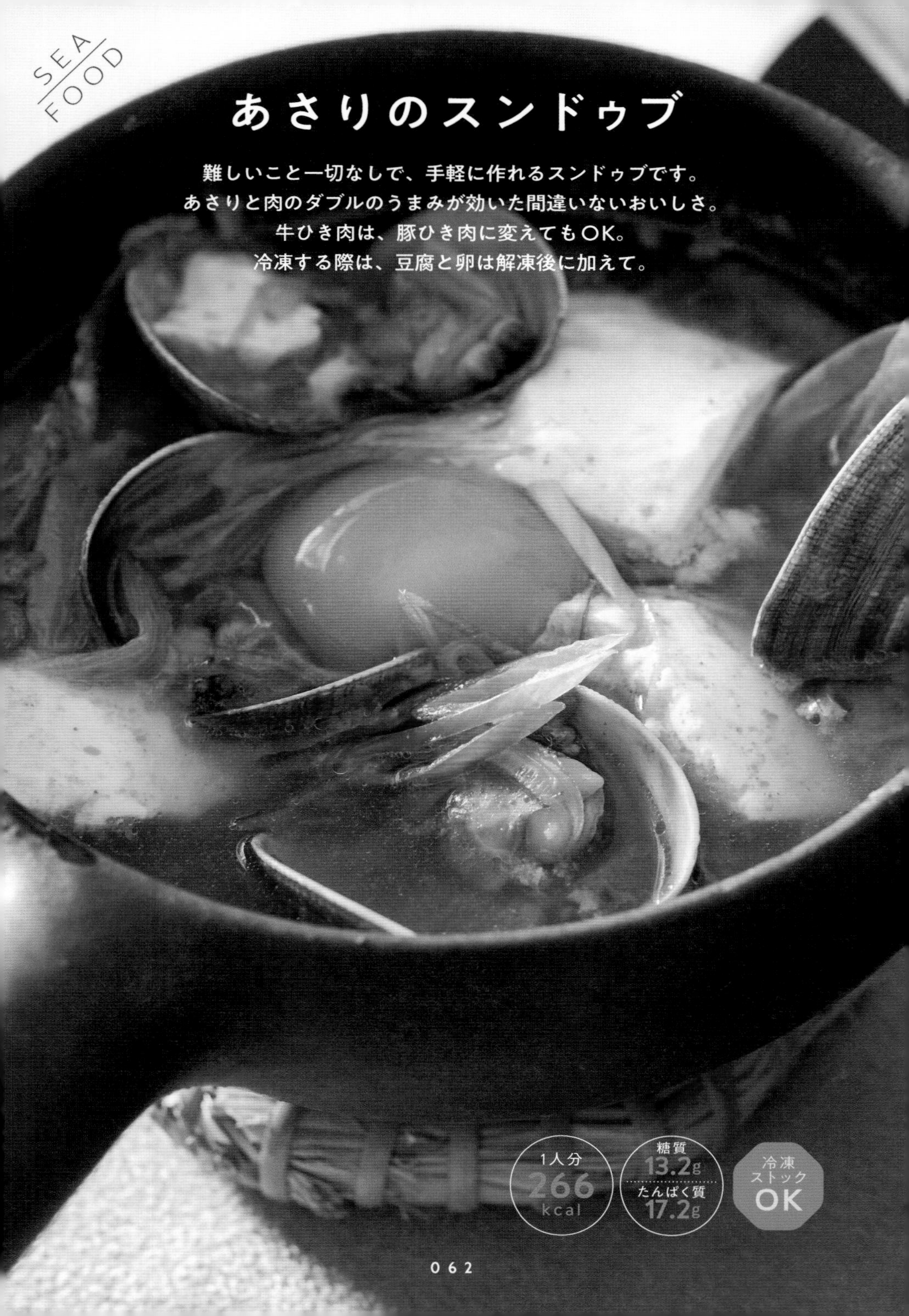

1人分
266
kcal

糖質
13.2g
たんぱく質
17.2g

冷凍
ストック
OK

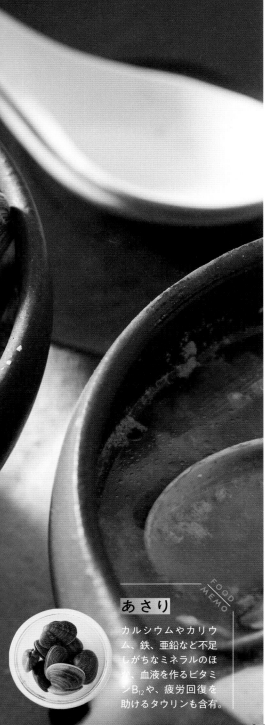

| 材料 | 2人分 |

牛ひき肉 … 50g
あさり … 100g
長ねぎ … ½本
しょうがのせん切り … 1かけ分
おろしにんにく … 小さじ1
絹ごし豆腐 … 200g
卵 … 2個
ごま油 … 小さじ1
A｜コチュジャン … 大さじ1
　｜豆板醤 … 小さじ½〜1
B｜水 … 500㎖
　｜鶏ガラスープの素 … 大さじ1
　｜しょうゆ … 小さじ1
塩、こしょう … 各適量

| 作り方 |

1　あさりは砂抜きする。長ねぎは斜
　め切りにする。

2　鍋にごま油を中火で熱し、ひき肉
　を炒める。色が変わったら、しょ
　うが、にんにく、Aを加え、香り
　が出るまで炒める。

3　B、長ねぎ、あさりを入れ煮立っ
　たらアクを取り、弱めの中火で5
　分煮る。

4　塩、こしょうで味を調える。豆腐
　をスプーンで大きめにすくい入れ、
　卵を入れ好みのかげんに加熱する。

5　器に盛り、好みでねぎの青い部分
　（斜め薄切り）を散らす。

FOOD MEMO

あさり

カルシウムやカリウム、鉄、亜鉛など不足しがちなミネラルのほか、血液を作るビタミンB₁₂や、疲労回復を助けるタウリンも含有。

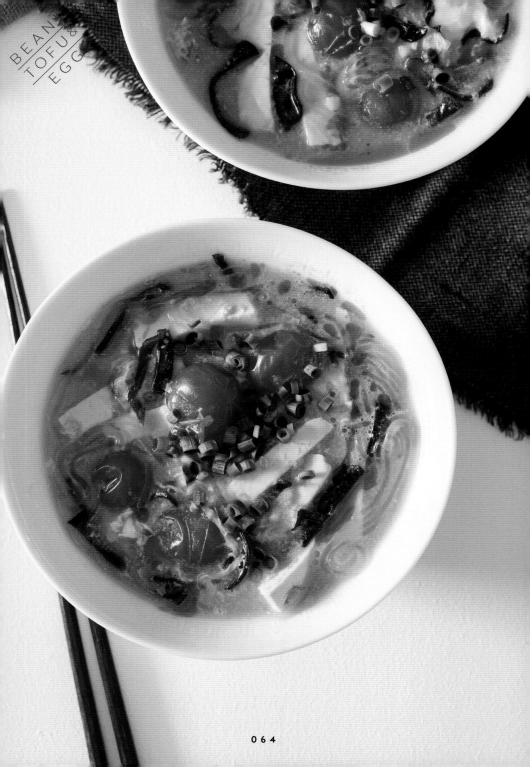

豆腐ときくらげの
サンラータン春雨

酸味と辛みの中に、きくらげのうまみやトマトの爽やかさ、
豆腐のやさしさが加わった奥行きのある味わいのサンラータン。
春雨入りだから満足度も大。

材料 | 2人分

木綿豆腐 … 200g
乾燥きくらげ … 5〜6個
溶き卵 … 2個分
春雨（水戻し不要タイプ）… 20g
ミニトマト … 8個
小ねぎ（小口切り）… 適量
A | 鶏ガラスープの素 … 小さじ1
　 | しょうゆ … 大さじ1
　 | 水 … 500mℓ
B | 片栗粉 … 大さじ½
　 | 水 … 大さじ1
酢 … 大さじ1〜2
ラー油 … 適量
塩、こしょう … 各適量

作り方

1 豆腐はキッチンペーパー2枚で包み、5分おき、1cm幅の棒状に切る。乾燥きくらげは水で戻し細切りにする。

2 鍋にAを入れ中火にかけ、煮立ったら豆腐、きくらげ、春雨、ミニトマトを加える。再び煮立ったら、蓋をして弱めの中火で5分煮る。

3 塩、こしょうで味を調え、混ぜたBを加えとろみをつける。再び煮立ったら、溶き卵を回し入れ、酢を入れる。器に盛り、ラー油をかけ、小ねぎをのせる。

乾燥きくらげ

FOOD MEMO

カルシウムと、その吸収を助けるビタミンDが同時にとれるのが乾燥きくらげ。長期保存ができるので、常備しておくと便利です。

1人分 **221** kcal

糖質 **16.4g**
たんぱく質 **13.7g**

冷凍ストック **OK**

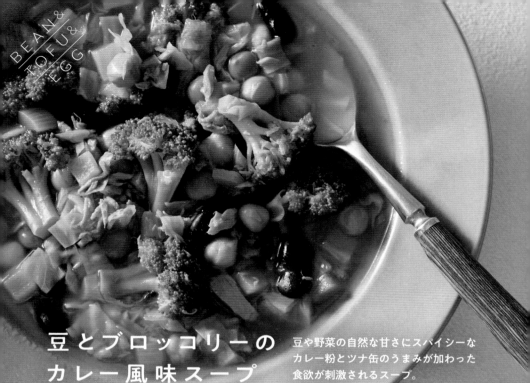

豆とブロッコリーの
カレー風味スープ

豆や野菜の自然な甘さにスパイシーな
カレー粉とツナ缶のうまみが加わった
食欲が刺激されるスープ。

材料｜2人分

ブロッコリー…⅓株
キャベツ…2枚
玉ねぎ…¼個
ミックスビーンズ…1缶
オリーブオイル…小さじ1
カレー粉…小さじ1と½
A　水…400㎖
　　顆粒コンソメ塩…各小さじ½
　　ローリエ…1枚
　　ツナ缶（オイルをきる）…1缶

作り方

1　ブロッコリーは小房に切る。キャベツ、玉ねぎは1cm角に切る。

2　鍋にオリーブオイルを中火で熱し、1、ミックスビーンズを入れ2分炒める。カレー粉を加えさっと炒める。

3　Aを加え、煮立ったら蓋をして弱火で5分煮る。塩（分量外）で味を調える。

ミックスビーンズ

FOOD MEMO

ひよこ豆、赤いんげん豆、青えんどう豆の3種類が定番。たんぱく質、食物繊維、ビタミンB群などがとれます。

1人分
152
kcal

糖質
12.4g
たんぱく質
12.9g

冷凍
ストック
OK

066

納豆と小松菜と まいたけのスープ

| 材料｜2人分 |

納豆 … 2パック
鶏ももひき肉 … 50g
小松菜 … ⅓束（100g）
まいたけ … 1パック（100g）
A 酒 … 大さじ1
　　豆板醤 … 小さじ½
　　おろしにんにく … 小さじ½
　　塩昆布 … 7g
　　水 … 500㎖
しょうゆ … 小さじ1と½

| 作り方 |

1 小松菜は3㎝幅に切る。まいたけは手で割く。

2 鍋にひき肉、Aを入れ中火にかける。

3 煮立ったらアクを取り、1を加え2〜3分煮る。納豆、しょうゆを加え、さっと煮る。

納豆をスープに入れるといい意味でクセがなくなりサラサラ食べられる止まらない味に。まいたけのうまみもたっぷり。

FOOD MEMO

納豆

たんぱく質や食物繊維、血栓を溶かすナットウキナーゼなどを含有。加熱し過ぎると粘りや匂いが増すので短めに。

1人分 **156** kcal
糖質 **7.2g**
たんぱく質 **11.0g**

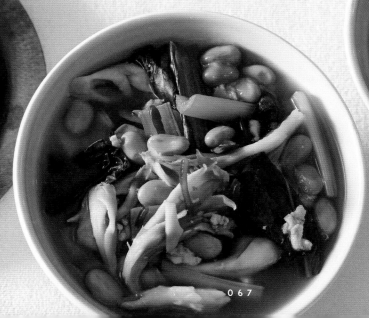

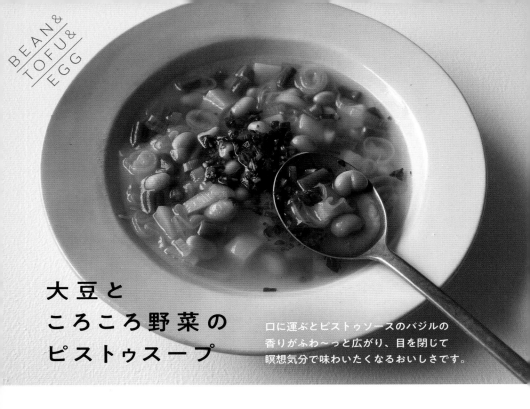

大豆と
ころころ野菜の
ピストゥスープ

口に運ぶとピストゥソースのバジルの
香りがふわ〜っと広がり、目を閉じて
瞑想気分で味わいたくなるおいしさです。

材料｜2人分

大豆（ドライパック）… 60g
じゃがいも … 1個
さやいんげん … 8本
長ねぎ … ½本
オリーブオイル … 小さじ1
A　水 … 500㎖
　　顆粒コンソメ … 小さじ1
　　塩 … 小さじ⅔
〈ピストゥソース〉
　バジル（みじん切り）… 12枚（5g）
　にんにく（すりおろし）… ½かけ
　オリーブオイル … 大さじ1

作り方

1　じゃがいもは1cm角に切る。さやいんげんは1cm幅に切る。長ねぎは5mm幅の輪切りにする。

2　鍋にオリーブオイルを中火で熱し、1、大豆、塩ひとつまみ（分量外）を入れ、野菜がつやっと汗をかいてくるまで2分炒める。Aを加え、煮立ったら蓋をして弱火で10分煮る。

3　ボウルにピストゥソースの材料を入れ、バジルをスプーンの背でつぶしながら混ぜる（全体がなじみ、緑が濃く、香りが立つまで）。

4　器に 2 を盛り、3 をかける。

1人分
204
kcal

糖質
8.5g
たんぱく質
8.5g

冷凍
ストック
OK

とにかく高たんぱく！ 食べるプロテインスープ

| 材料 | 2人分 |

かぼちゃ … 50g
にんじん … ¼本
長ねぎ … ⅓本
しいたけ … 3個
出汁 … 600㎖
みそ … 大さじ1と½〜
〈すいとん〉
　絹ごし豆腐 … 75g
　米粉 … 大さじ3
　片栗粉 … 大さじ1
　塩 … ひとつまみ

1人分
148
kcal

糖質
23.4g
たんぱく質
4.9g

| 作り方 |

1　すいとんを作る。ボウルに豆腐を入れ、泡立て器などでなめらかになるまでよく混ぜる。米粉、片栗粉、塩を入れさらに混ぜる（耳たぶくらいの固さになるのが目安）。一口大に丸め、中央を指で軽く押さえ平たくする。

2　かぼちゃは5㎜厚さの一口大に切る。にんじんは5㎜幅の半月切りに、長ねぎは1㎝幅の斜め切りに、しいたけは4等分に切る。

3　鍋に出汁を入れ中火にかけ、煮立ったら野菜を入れ、蓋をして弱火で5分煮る。

4　1を入れ、5分煮る。みそを加え、沸騰直前で火を止める。

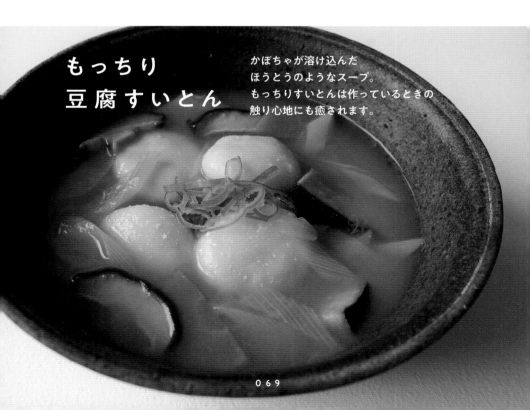

もっちり
豆腐すいとん

かぼちゃが溶け込んだほうとうのようなスープ。もっちりすいとんは作っているときの触り心地にも癒されます。

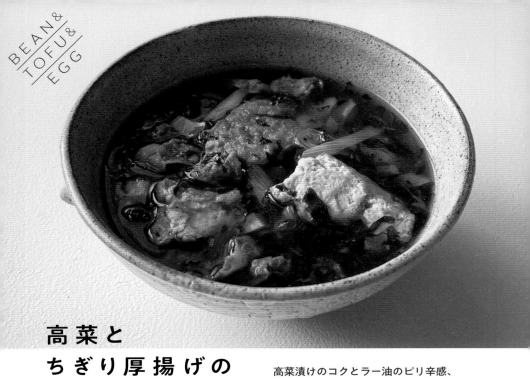

高菜と
ちぎり厚揚げの
ピリ辛スープ

高菜漬けのコクとラー油のピリ辛感、
ごま油の香ばしさが溶け合った深い味わい。
厚揚げがごろっと入って満腹感も大。

| 材料 | 2人分 |

厚揚げ … 1個（100g）
長ねぎ … ½本
豚こま切れ肉 … 100g
高菜漬け（大きければ切る）
　 … 50g
ごま油 … 小さじ1
A 　水 … 500㎖
　　酒 … 大さじ1
　　しょうゆ … 小さじ2
　　酢 … 小さじ1
　　砂糖 … 小さじ½
塩 … 適量
B 　片栗粉 … 大さじ1
　　水 … 大さじ2
ラー油 … 適量

| 作り方 |

1 厚揚げはキッチンペーパーで包み余分な油を
　おさえ、手で一口大にちぎる。長ねぎは5㎜
　幅の斜め切りにする。

2 鍋にごま油を入れ中火で熱し、豚肉を炒める。
　色が変わったら厚揚げ、高菜、長ねぎを入れ
　さっと炒める。Aを加え、煮立ったら弱火で
　2〜3分煮る。

3 塩で味を調え、混ぜたBを加えとろみをつけ
　る。

4 器に盛り、ラー油を回しかける。

1人分
226
kcal

糖質
9.3g
たんぱく質
15.3g

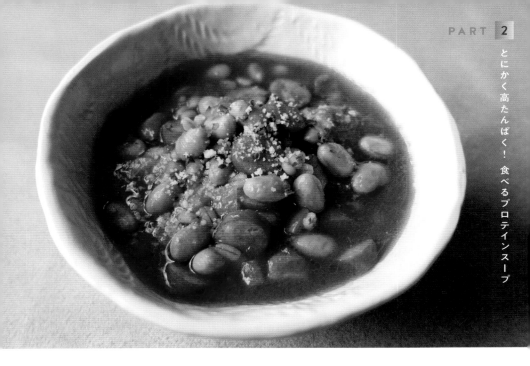

大豆とソーセージの トマトスープ

ささっと作れて、たんぱく質が
しっかりとれるので忙しい朝の
一品に最適。もち麦のプチプチ食感が
クセになります。

| 材料 | 2人分 |

大豆（ドライパック）… 60g
玉ねぎ … ¼個
ソーセージ … 5本
トマト缶 … ½缶（200g）
オリーブオイル … 小さじ1
A | 水 … 400㎖
　 | もち麦 … 大さじ2
　 | 塩 … 小さじ⅓
パセリ、粉チーズ … 各適量

| 作り方 |

1 玉ねぎは1cm角に切り、ソーセージは5mm幅の輪切りにする。

2 鍋にオリーブオイルを中火で熱し、1、大豆を入れ炒める。玉ねぎが透き通ってきたらAを加え、煮立ったら蓋をして弱火で10分煮る。

3 トマト缶を加え、再び煮立ったら蓋をして5分煮る。器に盛り、みじん切りにしたパセリと粉チーズをかける。

1人分
257
kcal

糖質
14.2g
たんぱく質
11.1g

冷凍
ストック
OK

おきかえスープはトッピングを

Spice

カレー粉
スパイスやハーブがミックスされたカレー粉。加えるだけでカレー味のスープに早替わり。がらりと味変できます。

シナモン
ピリッとした辛みとほのかな甘い香りが特徴。甘みのあるポタージュなどのアクセントに。体を温める効果もあります。

ナツメグ
ほんのり甘い香りとスパイシーな風味が。匂いの強い食材の臭みを消す働きも。クリーム系やトマト系スープなどと好相性。

クミン
カレーの香りのメインになるスパイス。トッピングにはクミンパウダーが便利。香りをより強く出したいならシードが◎。

七味唐辛子
唐辛子を中心に山椒や麻の実など7種類の薬味や香辛料を調合した七味唐辛子。和風スープに辛みがほしいときなどに。

山椒
独特のピリッとした辛さと爽やかな香りが特徴。トッピングには粉ざんしょうが便利。和風や中華風のスープなどに。

花椒 (ホワジャオ)
山椒の仲間の中国産調味料。爽やかな香りで刺激的な辛みが。ホールと粉末があり、ホールは刺激が強め。

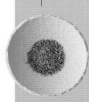

ごま
香ばしい風味で和風や韓国風のスープなどに。食感も楽しめるのがいりごま、栄養素が体に吸収されやすいのがすりごま。

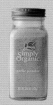

ガーリックパウダー
にんにくを乾燥させて粉末にした調味料。すりおろす手間がいらず、生より風味がマイルド。

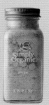

ジンジャーパウダー
乾燥させたしょうがの粉末。爽やかな風味が加わります。生のしょうがより体の温め効果が高く、冷えたときに◎。

Egg

卵
ポーチドエッグや半熟卵、ゆで卵、溶き卵など好みの状態にしてトッピングするだけで、満足感も栄養価もアップ。

Cheese

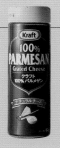

粉チーズ
スープにかけるとコクが加わりおいしさがアップ。粉末なので手軽。パルメザンチーズを削ってかけるとより香りが豊か。

変えて"味変"を楽しもう

Herb&Seasoning

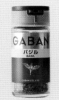

バジル

爽やかな香りでほのかな苦みが。乾燥バジルは手軽に使えて便利。生バジルはスープの飾りにもなって見た目もおしゃれに。

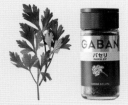

パセリ、イタリアンパセリ

洋風スープにポタージュにと使い勝手がいいパセリ。苦みが味を引き締めます。イタリアンパセリは苦みがマイルド。

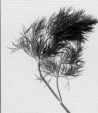

ディル

ほろ苦さの中にほんのり甘みが。魚料理との相性がいいので魚のスープに。ヨーグルトや乳製品を使ったスープにも合います。

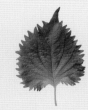

大葉

爽やかな香りとさっぱりした味で、和風スープにトッピングするだけで違った味わいに。彩りも添えてくれます。

みょうが

ピリッとした辛みと独特の清涼感のある香りが特徴。和風スープに合い、風味とともにシャキシャキした食感も楽しめます。

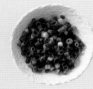

小ねぎ

葉が柔らかく香りが豊かで、和風スープや中華風スープに合います。小口切りにして冷凍しておくとすぐ使えて便利。

青のり

トッピングすると磯の香りが加わりうまみがグッとアップ。カルシウムやカリウムなどのミネラルや、食物繊維が豊富。

Oil

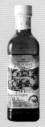

オリーブオイル

青々しい香りのもの、フルーティな香りのものなどオリーブの種類により風味が違うのでスープに合わせて使い分けて。

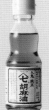

ごま油

香ばしい香りがあり、かけるとスープに独特の深いコクが加わるごま油。中華風や韓国風スープのほか、和風スープなどにも。

ラー油

唐辛子をベースにさまざまな香辛料を油で加熱し、辛みをつけたのがラー油。ピリッとした辛さとうまみが加わります。

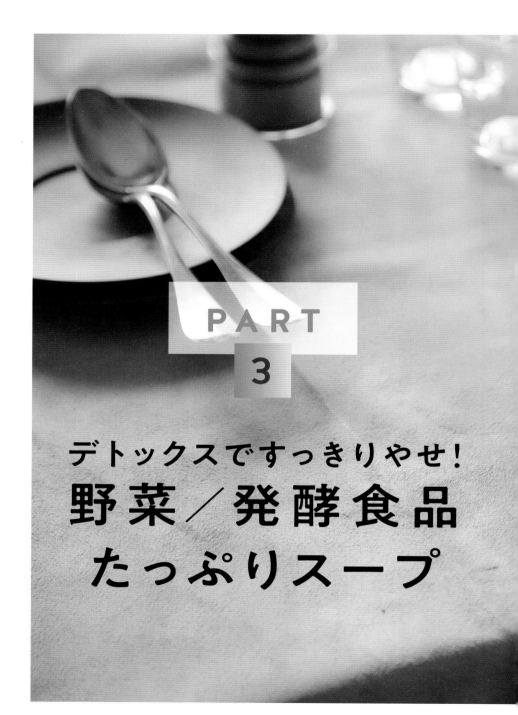

PART 3

デトックスですっきりやせ！
野菜／発酵食品
たっぷりスープ

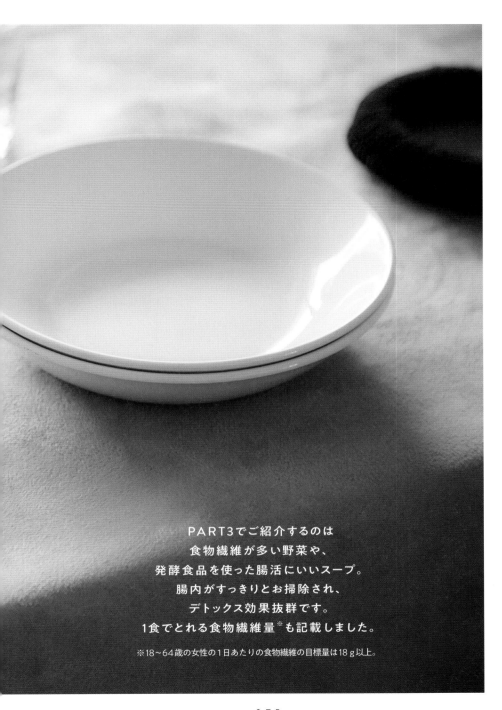

PART3でご紹介するのは
食物繊維が多い野菜や、
発酵食品を使った腸活にいいスープ。
腸内がすっきりとお掃除され、
デトックス効果抜群です。
1食でとれる食物繊維量※も記載しました。

※18〜64歳の女性の1日あたりの食物繊維の目標量は18ｇ以上。

グリンピースとベーコンの
ポーチドエッグのせスープ

グリンピースのおいしさをベーコンのコクと
玉ねぎの甘みがアシスト。トッピングした
ポーチドエッグによって食べ応えのある仕上がりに。

材料｜2人分

グリンピース（さやつき）
　…200g（正味90g）
ハーフベーコン … 3〜4枚
玉ねぎ … ½個
バター … 10g
白ワイン … 大さじ2
水 … 400㎖
顆粒コンソメ … 小さじ½
塩 … 小さじ⅓
こしょう … 少々
〈ポーチドエッグ〉
　卵 … 2個
　水 … 1ℓ
　酢 … 大さじ2
　塩 … 小さじ1

作り方

1　グリンピースはさやから取り出す。ベーコンは短冊切り、玉ねぎは粗みじん切りにする。

2　鍋にバターを中火で熱し玉ねぎを入れ炒める。透き通ってきたらベーコン、グリンピースを入れ、油が全体に回るまで炒める。

3　白ワインを入れさっと煮立てる。水、コンソメを加え、煮立ったら蓋をして弱火で15〜20分煮る。

4　煮ている間にポーチドエッグを作る。卵を小皿に割り入れておく。鍋に水を入れ沸かし、沸騰したら酢、塩を入れ、箸で大きく混ぜ、渦を作る。渦の中心に卵1個をそっと入れ、再び3周ほど箸で卵の周りを混ぜ、弱火で2分加熱し、卵を取り出す。残りも同様に作る。

5　3を塩、こしょうで味を調え、器に盛り4のポーチドエッグをのせる。

1人分
348
kcal

食物繊維
3.8
g

冷凍
ストック
OK

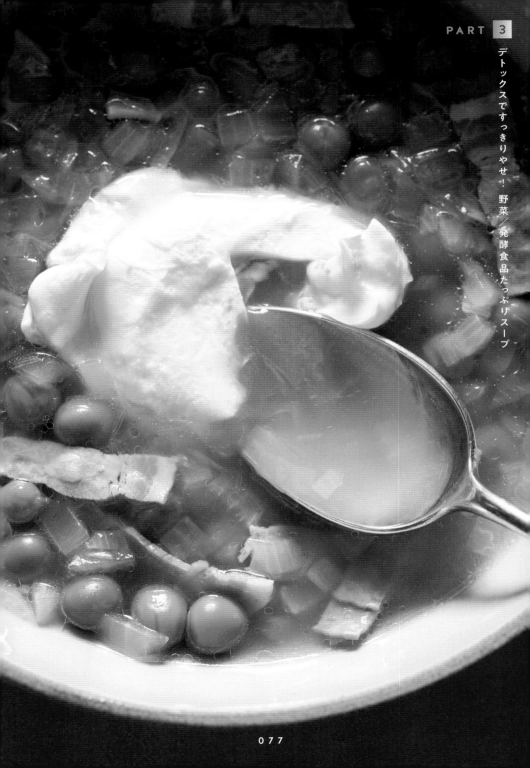

トマトのひんやり甘酒
ガスパチョ

やさしい甘さの甘酒と、みずみずしい夏野菜を組み合わせた
フレッシュで元気が出る一皿。火を使わずに
ミキサーで混ぜるだけで簡単に作れるのも魅力。

材料｜2人分

トマト … 2個
赤パプリカ … ¼個
きゅうり … ½本
A 甘酒（砂糖不使用）… 100㎖
　 レモン汁 … 小さじ1
　 おろしにんにく … 少々
　 塩 … 少々

作り方

1 トマト、赤パプリカ、きゅうりはざく切りにし、トッピング用に少量とり分け、こちらは小さめの角切りにする。

2 1でざく切りにしたトマト、パプリカ、きゅうり、Aをブレンダー等にかけ、なめらかになるまで撹拌する。

3 器に盛り、1のトッピング用にとり分けた具材をのせる。

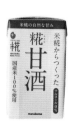

甘酒

FOOD MEMO

栄養満点で"飲む点滴"とも言われる甘酒。腸活にも◎。酒粕甘酒と米麹甘酒があり、このレシピではノンアルコールの米麹甘酒を使用。

1人分
89
kcal

食物繊維
2.8
g

冷凍ストック
OK

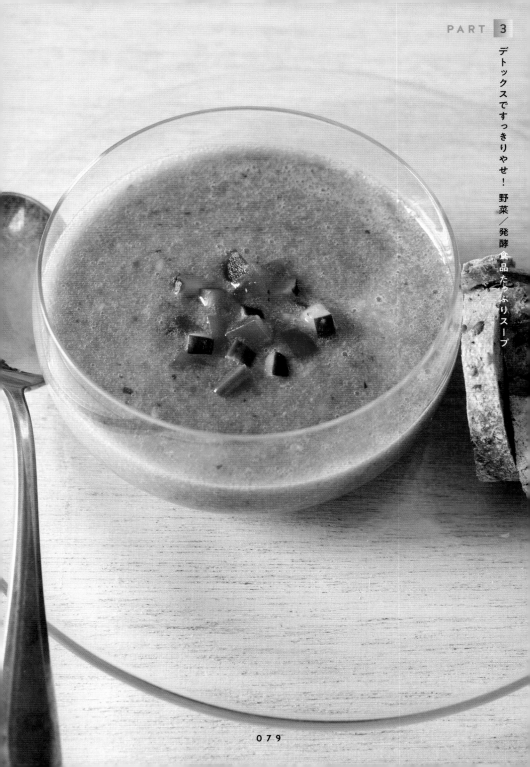

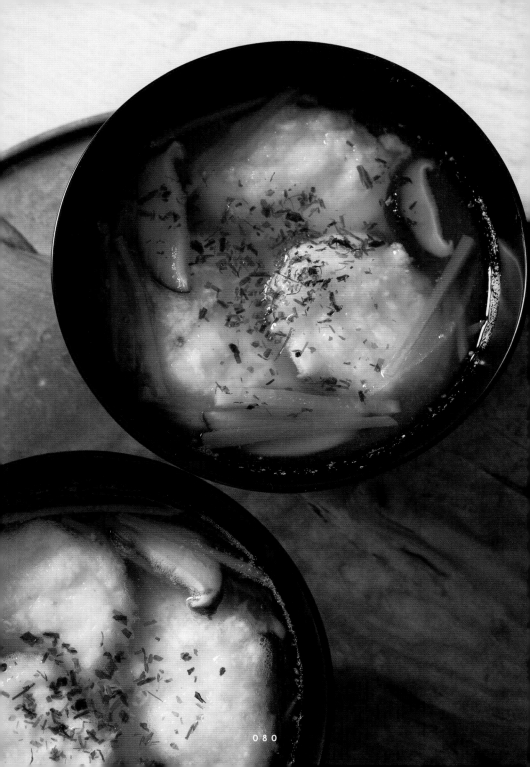

山いもと青のりの落とし汁

ふわふわの山いもを団子にして出汁に落とした
ほっとする味わいのスープ。長いもだと水分量が多く
バラけやすいので、大和いもや自然薯が向いています。

材料 | 2人分

山いも … 150g
青のり … 適量
A | 塩 … ひとつまみ
　 | 片栗粉 … 小さじ1
B | しいたけ（薄切り）… 1個
　 | 大根（せん切り）… 50g
　 | にんじん（せん切り）… 50g
　 | 出汁 … 500㎖
　 | しょうゆ … 小さじ1
　 | 塩 … 小さじ½

作り方

1 山いもはピーラーで皮をむき、すりおろす。Aを入れ混ぜる。

2 鍋にBを入れ中火にかけ、煮立ったら1をスプーンで丸めながら落とし入れ、すべて入れたらそっと上下を返し、1～2分煮る。

3 器に盛り、青のりをかける。

山いも

FOOD MEMO

でんぷんを分解する消化酵素を多く含み、消化をサポートしてくれる山いも。代謝を助けるビタミンB群、カリウム、食物繊維も含有。

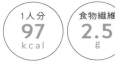

1人分
97
kcal

食物繊維
2.5
g

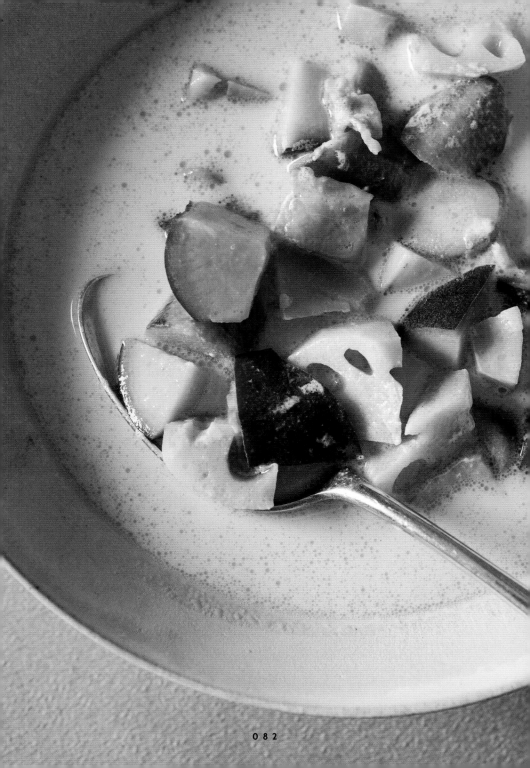

ころころ根菜の豆乳スープ

3種類の角切り根菜のコロコロ食感が楽しいスープ。
ごぼうの苦み、さつまいもの甘み、ベーコンのコクが
豆乳ベースのスープに溶け込んだほっこりする味。

材料｜2人分

ごぼう … ⅓本（40〜50g）
れんこん … 60g
さつまいも … ¼本
ハーフベーコン … 3枚
オリーブオイル … 小さじ2
水 … 200㎖
顆粒コンソメ … 小さじ1
豆乳（無調整） … 200㎖
塩、こしょう … 各適量

作り方

1　ごぼうは皮を軽くこそげ、小さめの乱切りにする。れんこん、さつまいもは小さめの乱切り、ベーコンは短冊切りにする。

2　鍋にオリーブオイルを中火で熱し、ベーコンを入れ炒める。色が変わってきたら1の野菜を加え、塩ひとつまみ（分量外）を入れ炒める。全体に油がなじんだら、水、コンソメを加え、蓋をして弱火で7分煮る。

3　豆乳を加え温め、塩、こしょうで味を調える。

1人分 **275** kcal

食物繊維 **2.4** g

冷凍ストック **OK**

キャベツとあさりの
エスニックスープ

あさりのうまみ、トマトの酸味、隠し味のナンプラー、
うまみをたっぷり吸い込んだクタクタキャベツが、
口の中でおいしいハーモニーを奏でます。

材料 | 2人分

あさり … 150g
キャベツ … 2枚
ミニトマト … 10個
にんにく … ½かけ
オリーブオイル … 小さじ1
塩 … 小さじ⅓
粗びき黒こしょう … 適量
A　水 … 500㎖
　　酒 … 大さじ1
　　鶏ガラスープの素
　　　　… 小さじ½
　　ナンプラー … 小さじ1と½

作り方

1 あさりは砂抜きをする。キャベツは一口
大に切る。にんにくはみじん切りにする。

2 鍋にオリーブオイルを中火で熱し、にん
にくを入れ炒め、香りが立ったらあさり、
キャベツを入れさっと炒める。

3 A、ミニトマトを入れ、煮立ったら蓋を
して弱火にし、あさりの口が開くまで2
～3分煮る。塩で味を調え、粗びき黒こ
しょうをふる。

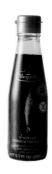

FOOD MEMO

ナンプラー

タイの代表的な発酵調
味料。料理に使うと驚
くほどうまみとコクが
増して手軽に本格エス
ニック風に仕上がるか
ら常備しておくと便利。

1人分
63
kcal

食物繊維
1.6
g

冷凍
ストック
OK

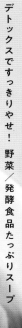

なすとズッキーニの ハーブスープ

味つけは塩だけなのに、生ハムのうまみと、
ローズマリーの香りがズッキーニのみずみずしさを引き立て、
口の中がぱっと華やかに。心に残る味わいです。

材料｜2人分

なす … 1本
ズッキーニ … ½本
黄パプリカ … ½個
生ハム … 40g
オリーブオイル … 大さじ½
塩 … 小さじ⅓
酢 … 小さじ½
A｜水 … 500㎖
　｜ローズマリー … 2本

作り方

1 なす、ズッキーニ、パプリカはそれぞれ
　1cm角に切る。

2 鍋にオリーブオイルを入れ中火で熱し、
　1と塩ひとつまみ（分量外）を入れて野
　菜がつやっと汗をかいてくるまで2~3
　分炒める。

3 A、生ハムを手でちぎり入れ、煮立った
　ら蓋をして弱火で5分煮る。塩、酢を入
　れ、味を調える。

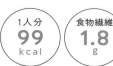

1人分
99
kcal

食物繊維
1.8
g

冷凍
ストック
OK

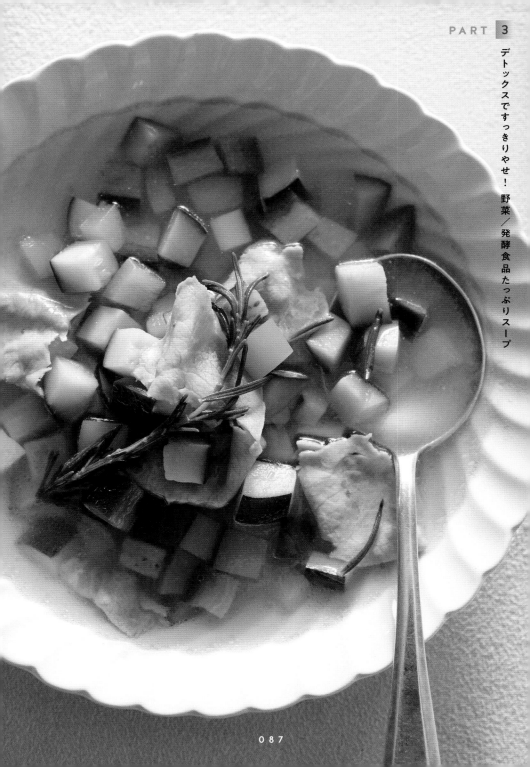

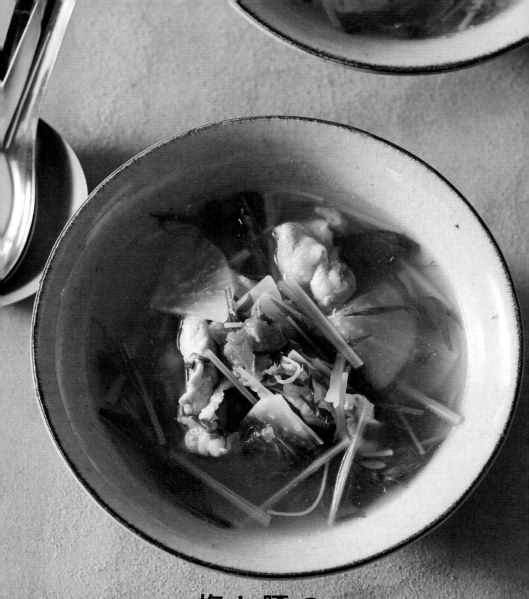

梅と豚の
エスニックスープ

梅干しのきりっとした酸味と、
ナンプラーのうまみ、ごま油の香ばしさ、
大根や水菜のシャキシャキ食感が豚肉とベストマッチ。

どっさり春菊と
ささみのスープ

刻んだ春菊たっぷりのじんわりと心にしみる、
体を労わりたいときにぴったりのスープ。
すりおろしたれんこんでほどよいとろみがつき、やさしい口当たりです。

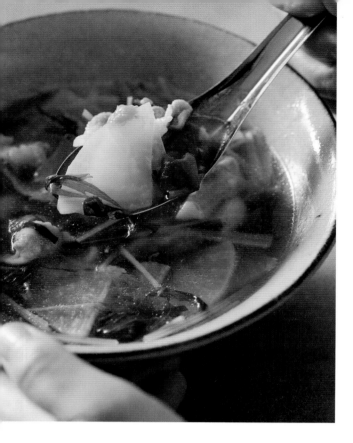

豚薄切り肉 … 80g
大根 … 120g
水菜 … ⅓束
しょうが … 1かけ
ごま油 … 小さじ1
梅干し … 1個
A｜水 … 500㎖
　｜酒 … 大さじ2
　｜ナンプラー
　｜　 … 小さじ2

梅と豚の
エスニックスープ

1人分	食物繊維	冷凍ストック
119 kcal	1.2 g	OK

梅干し

FOOD MEMO

疲労回復によいとされるクエン酸のほか、脂肪の燃焼を促すバニリンという成分も含まれ、ダイエットもサポート。

作り方

1 豚肉は半分に切る。大根は4〜5㎜厚さのいちょう切りにする。水菜は3㎝幅に切る。しょうがはせん切りにする。

2 鍋にごま油を中火で熱し、豚肉としょうがを炒める。

3 豚肉の色が変わったら大根を入れさっと炒め、Aを加える。

4 煮立ったらアクをとり、梅干しを加え、軽く箸でほぐし、蓋をして弱火で7分煮る。水菜を加えさらに1〜2分煮る。

※梅干しは種からも出汁が出るので種ごと入れて、食べる際に除く。

| 材料 | 2人分 |

春菊 … ½束（75g）
れんこん … 100g
鶏ささみ … 2本
しょうが … ½かけ
水 … 500㎖
酒 … 大さじ2
粗びき黒こしょう … 適量
オリーブオイル … 適量
A｜鶏ガラスープの素 … 小さじ½
　｜塩 … 小さじ⅓〜½

どっさり春菊と
ささみのスープ

| 作り方 |

1 春菊は小口切りにする。れんこんは
　すりおろす。しょうがはせん切りに
　する。

2 鍋に水、酒、しょうが、ささみを入
　れ中火にかける。沸騰したらアクを
　とりささみを裏返し、蓋をして火を
　消し、余熱で10分おく。ささみを
　取り出し粗熱をとる。

3 2の鍋を中火にかけ、煮立ったら春
　菊、れんこん、Aを加える。ひと煮
　立ちしたら、器に盛り、ささみを食
　べやすい大きさに割いてのせる。粗
　びき黒こしょうをふり、オリーブオ
　イルを回しかける。

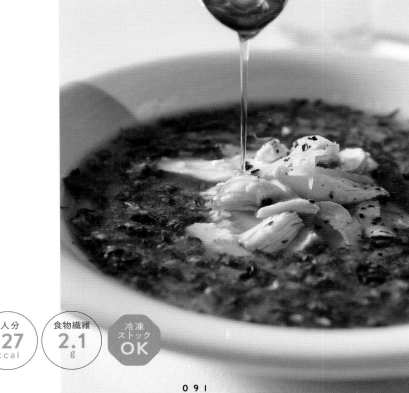

1人分
127
kcal

食物繊維
2.1
g

冷凍
ストック
OK

もずくと
オクラの
さっぱりスープ

オクラのとろみともずく酢の酸味で
ツルッとさっぱり。食欲のないときにも
するっと食べられます。

材料｜2人分

鶏ももひき肉 … 50g
オクラ … 1袋
えのきたけ … ½袋
みょうが … 2個
もずく酢 … 1パック（80g）
しょうゆ … 小さじ1
水 … 500㎖

作り方

1 オクラは斜めに2〜3等分に切る。えの
きたけは半分に切る。みょうがはせん切
りにする。

2 鍋にひき肉、しょうゆを入れ混ぜ合わせ、
水を加え中火にかける。

3 煮立ったらアクを取り、オクラ、えのき
たけを加え2分煮る。もずくを入れさっ
と煮たら火を止め、器に盛り、みょうが
をのせる。

もずく

FOOD MEMO

水溶性食物繊維が多く、
便秘改善のほか、血糖
値の急上昇を抑える効
果も。カルシウムなど
のミネラルも豊富。

1人分
70
kcal

食物繊維
3.6
g

冷凍
ストック
OK

材料｜2人分

鶏ももひき肉 … 100g
なす … 1本
赤パプリカ … ¼個
ヤングコーン … 4本
アスパラガス … 2本
油 … 小さじ1
水 … 200㎖
バジル … 適量

A｜
しょうが（みじん切り）… ½かけ
赤唐辛子（種をとる）… 1本

B｜
ココナッツミルク … 150㎖
カレー粉 … 大さじ½
塩 … 小さじ½
こしょう … 少々

作り方

1 なす、赤パプリカ、ヤングコーンは乱切りにする。アスパラガスは根元から⅓ほどをピーラーで皮むきし、乱切りにする。

2 鍋に油を中火で熱し、Aを炒める。

3 香りが立ったらひき肉を入れ、塩、こしょう各少々（分量外）をふり炒める。

4 ひき肉の色が変わったら、1を加え炒める。油が全体に回ったら水を入れ、煮立ったら蓋をして弱火で5分煮る。

5 Bを入れよく混ぜ、温まったら器に盛りバジルをのせる。

FOOD MEMO

ココナッツミルク

カリウムや鉄、マグネシウムなど不足しやすいミネラルを補えます。コレステロールを含まないのでヘルシー。

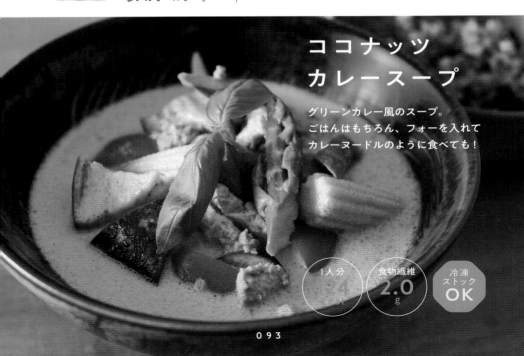

ココナッツ
カレースープ

グリーンカレー風のスープ。
ごはんはもちろん、フォーを入れて
カレーヌードルのように食べても！

1人分 食物繊維 2.0g 冷凍ストック OK

きのこ黒酢スープ

黒酢のまろやかな酸味が効いたサンラータン風のスープ。
きのこのうまみもたっぷりの間違いないおいしさです。

材料 | 2人分

しいたけ … 4個
えのきたけ … ½袋
しめじ … ½パック
ザーサイ（味つき）… 30g
ごま油 … 小さじ1
黒酢 … 大さじ1
塩、こしょう … 各適量
パクチー … 適量
A｜水 … 500㎖
　｜おろししょうが … 小さじ½
　｜鶏ガラスープの素 … 小さじ1

1人分 **54** kcal
食物繊維 **4.3** g
冷凍ストックOK

作り方

1 しいたけは薄切りにする。えのきは半分に切る。しめじは石づきを落としほぐす。ザーサイは細切りにする。

2 鍋にごま油を中火で熱し、しいたけ、えのきたけ、しめじを入れ、2分炒める。

3 Aを加え、煮立ったらザーサイを加え、弱めの中火で2～3分煮る。

4 黒酢を入れ、塩、こしょうで味を調える。器に盛り、好みで食べやすい大きさに切ったパクチーをのせる。

にらとたけのことしじみのスープ

しじみのうまみと桜えびの甘みのある
コクが溶け込んだスープが絶品。
たけのこのシャキシャキ感がアクセントに。

材料 | 2人分

しじみ … 180g
にら … ⅓束
たけのこ（水煮）… 50g
桜えび … 5g
A｜水 … 500㎖
　｜しょうゆ … 小さじ1
　｜鶏ガラスープの素 … 小さじ½
　｜おろしにんにく … 小さじ½
　｜塩 … 小さじ⅓
　｜こしょう … 少々

作り方

1 しじみは砂抜きをする。にらは2～3cm長さに切る。たけのこは細切りにする。

2 鍋にAを入れ中火にかけ、煮立ったらしじみ、たけのこ、桜えびを入れ弱火で2～3分煮る。にらを加えひと煮立ちさせる。

1人分 **36** kcal
食物繊維 **1.4** g

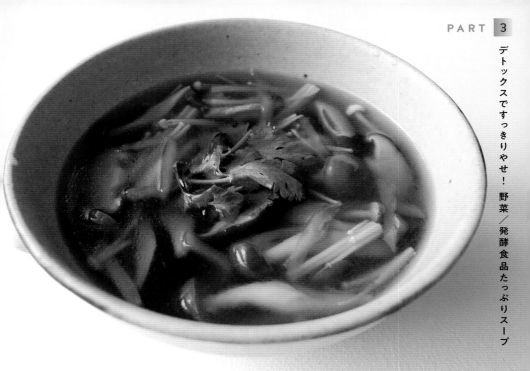

PART **3**

デトックスですっきりやせ！ 野菜／発酵食品たっぷりスープ

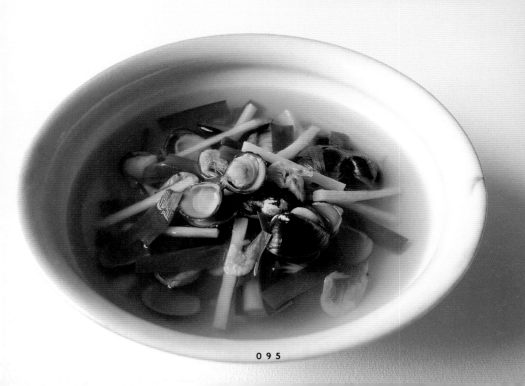

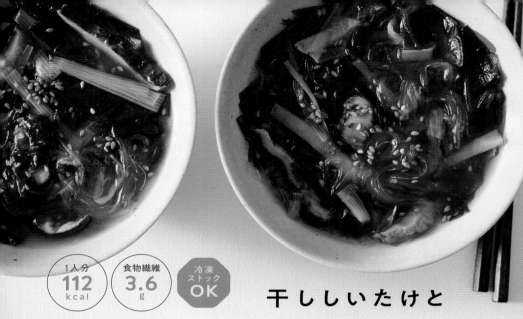

1人分	食物繊維	冷凍
112 kcal	**3.6** g	ストック **OK**

干ししいたけと
わかめの
春雨スープ

韓国料理の定番のわかめスープを
具だくさんにアレンジ。うまみたっぷりで
弱った体が癒されます。

┃ 材料 ┃ 2人分 ┃

干ししいたけ … 4個
わかめ（乾燥）… 6g
長ねぎ … ½本
おろしにんにく … 小さじ½
春雨（水戻し不要タイプ）… 8〜10g
ごま油 … 小さじ2
しょうゆ、酒 … 各大さじ1
ごま油（最後にかける分）、白いりごま
　　… 各適量
A ┃ だし汁（干ししいたけの戻し汁＋水）
　　　　… 合わせて600㎖
　　塩 … 小さじ⅓
　　こしょう … 適量
　　鶏ガラスープの素 … 小さじ⅓

┃ 作り方 ┃

1　干ししいたけは水につけて戻しておく。
　　石づきを除いて薄切りにする。長ねぎ
　　は3㎝長さに切り、縦に4つ割りにす
　　る。わかめは水で戻し、水けをきる。

2　鍋にごま油を中火で熱し、1、にんに
　　くを入れ2分炒め、しょうゆ、酒を加
　　え、さっと炒める。

3　Aを加え煮立ったらアクを取り、春雨
　　を加え弱火で5分煮る。

4　器に盛り、ごま油を回しかけ、白いり
　　ごまをふる。

春雨

FOOD MEMO

ごはんやパンより低カ
ロリーの春雨。クイッ
クタイプなら別ゆです
る手間も省けて便利。

かぶとあさりの
チャウダー

とろけるようなかぶと、あさりの出汁が
効いたまろやかなミルクスープが、
心をじんわりと満たしてくれます。

材料｜2人分

かぶ … 1個
かぶの葉と茎 … ½個分
玉ねぎ … ¼個
あさり水煮缶 … 50g
オリーブオイル … 小さじ1
米粉 … 大さじ1
水 … 200㎖
牛乳 … 200㎖
塩 … 小さじ½
こしょう … 少々

作り方

1 かぶと玉ねぎは1㎝角に切り、かぶの葉
　はみじん切りに、茎の部分は1㎝幅に切
　る。

2 鍋にオリーブオイルを中火で熱し、玉ね
　ぎ、かぶ、塩ひとつまみ（分量外）を入
　れ炒める。かぶが透き通ってきたら、米
　粉を加え炒め、水を少しずつ注ぎ入れ、
　あさりを汁ごと入れる。煮立ったら蓋を
　して弱火で5分煮る。

3 かぶの葉と茎を入れ、牛乳を入れ温め、
　塩、こしょうで味を調える。

1人分
135
kcal

食物繊維
1.1
g

冷凍
ストック
OK

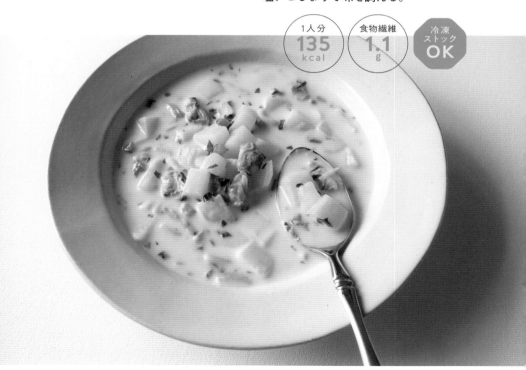

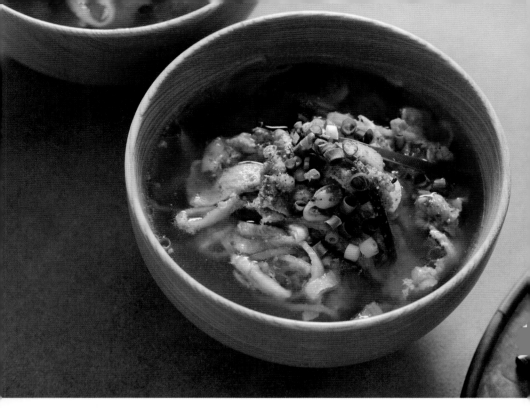

切り干し大根と
豆もやしの豚汁

切り干し大根と豆もやしを加えた
ボリューム満点の豚汁。
切り干し大根からいい出汁が出て美味!

1人分	食物繊維	冷凍ストック
150 kcal	**2.9** g	**OK**

───| 材料 | 2人分 |───

豚ロース薄切り肉 … 80g
切り干し大根 … 10g
豆もやし … 50g
小ねぎ（小口切り）… 3本
水 … 400mℓ
昆布（5cm四方）… 1枚
みそ … 大さじ1と½
七味唐辛子 … 適量

───| 作り方 |───

1 切り干し大根は水でさっと洗い半分に切る。豚肉は大きければ半分に切る。

2 鍋に切り干し大根、水、昆布をハサミで細切りにしながら入れ、中火にかける。煮立ったら豚肉を入れ、アクをとる。豆もやしを入れさっと煮たら、みそを溶き入れる。器に盛り、小ねぎ、七味唐辛子をふる。

梅ととろろ昆布の鶏出汁スープかけごはん

疲れた日の昼食や夕食に
ぴったりのスープかけごはん。
鶏出汁と梅の酸味、たっぷりの薬味の
香りで疲れが吹き飛びます。

| 材料 | 2人分 |

とろろ昆布 … 5g
梅干し … 2個
小ねぎ（小口切り）… 2〜3本
大葉（せん切り）… 2〜3枚
鶏ささみ … 2本
もち麦ごはん … 160g
水 … 500㎖
酒 … 大さじ2
しょうゆ … 小さじ1〜2

| 作り方 |

1 鍋に水、酒、鶏ささみを入れ中火にか
け、煮立ったらささみを裏返し、蓋をし
て火を止め10分おく。ささみをとり出し、
粗熱がとれたら食べやすい大きさに割く。

2 1の鍋を中火にかけ、しょうゆを加え、
鶏出汁スープの味を調える。

3 器にもち麦ごはんを盛り、ささみ、とろ
ろ昆布、梅干し、小ねぎ、大葉をのせ、
2をかける。

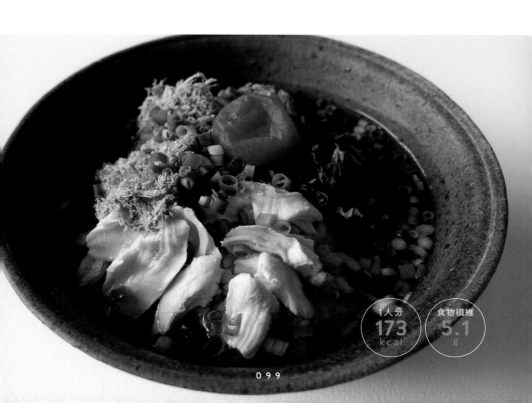

1人分
173
kcal

食物繊維
5.1
g

冬瓜と
ほたて缶のスープ

ほたて缶のうまみを生かし、塩だけで味つけしたシンプルで
やさしいスープ。とろっと柔らかくなった冬瓜が
疲れた心と体をリセット。冷やして食べてもOK。

| 材料 | 2人分 |

冬瓜 … 300g
しょうが … ½かけ
A | ほたて水煮缶 … 1缶（65g）
　 | 水 … 400㎖
　 | 塩 … 小さじ⅓
B | 片栗粉 … 大さじ½
　 | 水 … 大さじ1

| 作り方 |

1 冬瓜は皮をむき、ワタを取り、縦半分に
　切り1～2㎝幅に切る。しょうがはせん
　切りにする。

2 鍋に1、Aを入れ中火にかける。煮立っ
　たら蓋をして冬瓜が柔らかくなるまで弱
　火で8～10分煮る。

3 混ぜたBを入れとろみをつける。

冬瓜

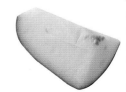

冬の瓜と書く冬瓜です
が実は夏野菜。水分が
たっぷり含まれ、体熱
を下げる作用がありま
す。美肌に欠かせない
ビタミンCも豊富。

1人分
53
kcal

食物繊維
1.5
g

冷凍
ストック
OK

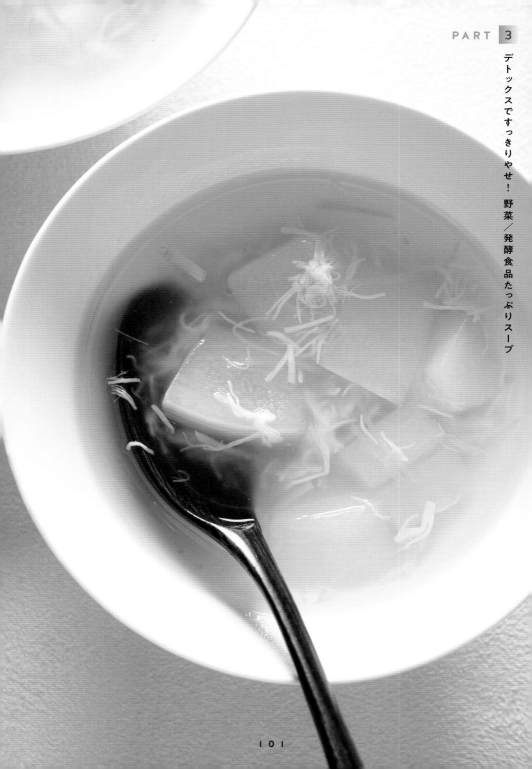

胃腸をおやすみ

リセット！
ポタージュ

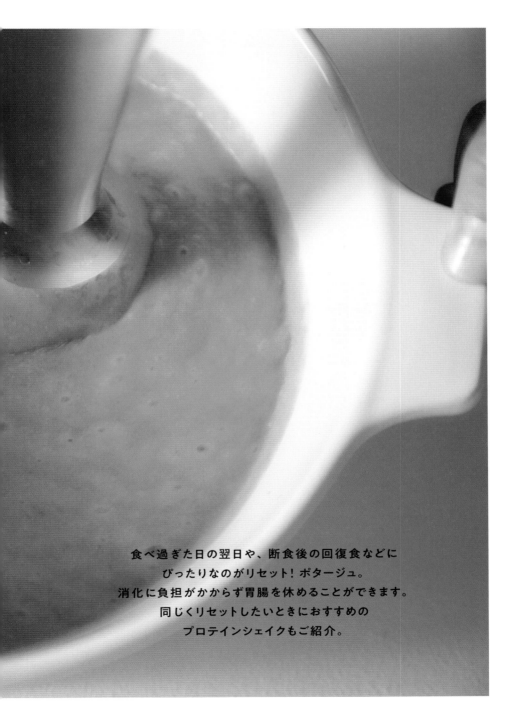

食べ過ぎた日の翌日や、断食後の回復食などに
ぴったりなのがリセット! ポタージュ。
消化に負担がかからず胃腸を休めることができます。
同じくリセットしたいときにおすすめの
プロテインシェイクもご紹介。

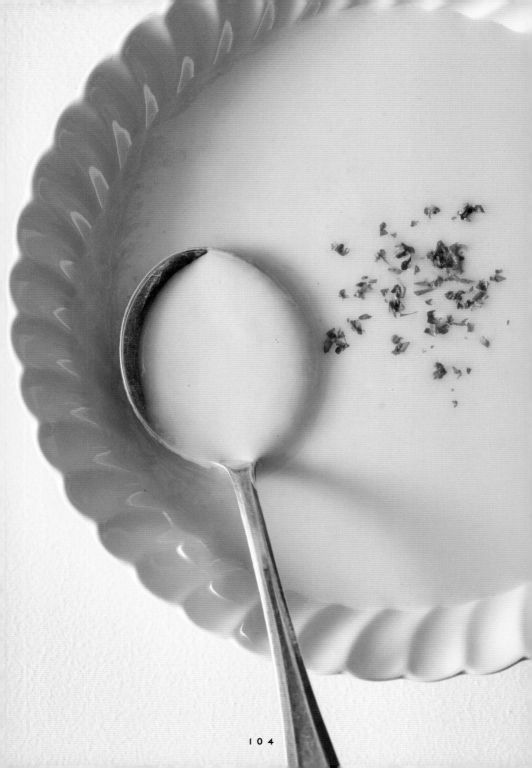

じゃがいもの ポタージュ

じゃがいものほっこりした味わいに
玉ねぎの自然な甘みが加わったやさしいうまみにあふれたポタージュ。
暑い日は冷やしてヴィシソワーズにしてもおいしいです。

材料｜2人分

じゃがいも … 2個
玉ねぎ … ½個
バター… 10g
牛乳 … 200㎖
A 水 … 200㎖
　 塩 … 小さじ½
　 こしょう … 少々
　 顆粒コンソメ …
　　 小さじ½

作り方

1 じゃがいもは薄切りにしさっと水にさらし水けをきる。玉ねぎは薄切りにする。

2 鍋にバターを中火で熱し、1を入れ炒める。

3 玉ねぎがしんなりしたらAを入れ、煮立ったら蓋をして弱火で15分煮る。

4 ブレンダーで撹拌し、牛乳を入れ温める。

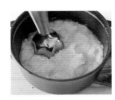

材料をバターで炒めてAを入れて煮たらブレンダーで撹拌。ほかのポタージュも基本的に同じ（きゅうりの冷製ポタージュ以外）。

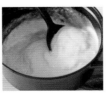

撹拌したら牛乳を入れて温める。すべてのポタージュ共通（冷製ポタージュは温めない）。

5 器に盛り、好みでパセリのみじん切りを散らす。

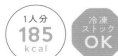

1人分 185 kcal　冷凍ストック OK

105

とうもろこしの
冷製ポタージュ

1人分 166 kcal

冷凍ストック OK

とうもろこしのシャキシャキ感が
ほどよく残ったフレッシュな
味わい。温めても美味。

ビーツのポタージュ

ほんのりと甘く、鮮やかなピンク色が
美しい、おもてなし料理にも
ぴったりのポタージュ。

1人分 182 kcal

冷凍ストック OK

きゅうりの
冷製ポタージュ

きゅうりの風味とヨーグルトの酸味、
ディルの香りが口の中いっぱいに
広がる爽やかなポタージュ。

1人分
117
kcal

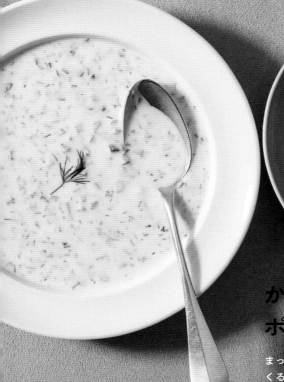

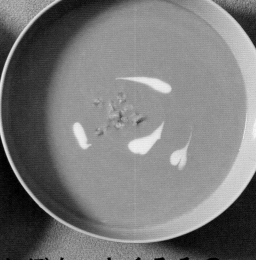

かぼちゃとくるみの
ポタージュ

まったりとしたコクのあるかぼちゃの甘みに、
くるみの香ばしさが溶け合わさった、
クリーミーで癒される味わい。

1人分
239
kcal

冷凍
ストック
OK

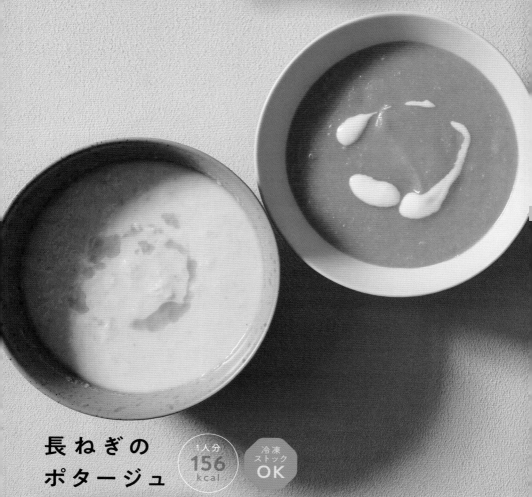

1人分
123
kcal

冷凍
ストック
OK

にんじんと玄米の
ぽってりポタージュ

玄米ごはん入りで、お粥のような
ぽってり食感と食べ応えが。やさしい甘みがあり、
食欲がないときの栄養補給にも◎。

長ねぎの
ポタージュ

1人分
156
kcal

冷凍
ストック
OK

じゃがいもや牛乳が長ねぎの風味を
マイルドに。風邪をひいたときなどにも
おすすめの一皿。

焼きいもとシナモンの ポタージュ

焼きいもを使ったポタージュ。焼きいもの ほっくり感に、シナモンのスパイシーな 香りが加わることで上品な仕上がりに。

1人分
334
kcal

冷凍
ストック
OK

ほうれん草の ポタージュ

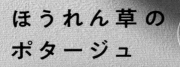

1人分
123

冷凍
ストック
OK

じゃがいもや玉ねぎ、牛乳によって ほうれん草の風味が適度にやわらぎ、 スルスルと止まらない味に。

ビーツのポタージュ

| 材料 | 2人分 |

ビーツ（水煮）…
　200g
玉ねぎ … ¼個
じゃがいも … 1個
バター… 10g

牛乳 … 200ml
ディル … 適量
A｜水 … 200ml
　｜塩 … 小さじ½
　｜こしょう … 少々

| 作り方 |

1　ビーツ、玉ねぎは薄切りにする。じゃがいもは薄切りにし、さっと水にさらし、水けをきる。

2　鍋にバターを中火で熱し、1を入れ炒める。玉ねぎがしんなりしたらAを加え、煮立ったらアクをとり、蓋をして弱火で15分煮る。

3　ブレンダーで撹拌し、牛乳を入れ温める。

4　器に盛り、牛乳適量（分量外）を回し入れ、ディルを散らす。

きゅうりの
冷製ポタージュ

| 材料 | 2人分 |

きゅうり … ½本
ディル … 3本
くるみ … 2粒
冷水 … 100ml

A｜無糖ヨーグルト …
　｜　200g
　｜おろしにんにく …
　｜　少々
　｜レモン汁 … 小さじ1
　｜塩 … 小さじ¼

| 作り方 |

1　きゅうりは3〜4mm角に切り、塩ひとつまみ（分量外）をなじませる。ディルとくるみはみじん切りにする。

2　ボウルに、1とAを混ぜ、冷水を注ぎ混ぜる。

3　器に盛り、好みでディルをかける。

とうもろこしの
冷製ポタージュ

| 材料 | 2人分 |

とうもろこし … 1本
玉ねぎ … ½個
バター… 10g
牛乳 … 150ml

パセリ（みじん切り）… 適量
A｜水 … 200ml
　｜塩 … 小さじ½
　｜こしょう … 少々

| 作り方 |

1　とうもろこしは横半分に切り、包丁で身を削ぎ落とす。玉ねぎは薄切りにする。

2　鍋にバターを中火で熱し、1を入れ炒める。玉ねぎがしんなりしたらAを加え、蓋をして弱火で15分煮る。

3　ブレンダーで撹拌し、容器に移し冷蔵庫で冷やす。

4　牛乳を加え混ぜ、器に盛りパセリをふる。

かぼちゃとくるみの
ポタージュ

| 材料 | 2人分 |

かぼちゃ… 200g
玉ねぎ … ½個
バター… 10g
牛乳 … 100ml

A｜水 … 200ml
　｜塩 … 小さじ½
　｜こしょう … 少々
　｜ローリエ … 1枚
　｜くるみ … 20g

| 作り方 |

1　かぼちゃは種をとり、皮をむき、一口大に切る。玉ねぎは薄切りにする。

2　鍋にバターを中火で熱し、玉ねぎを入れ炒める。玉ねぎがしんなりしたら、かぼちゃ、Aを加え、蓋をして弱火で15分煮る。

3　ローリエをとり除きブレンダーで撹拌し、牛乳を加え温める。

4　器に盛り、好みで砕いたくるみをのせ、牛乳適量（分量外）を回しかける。

長ねぎのポタージュ

| 材料 | 2人分 |

長ねぎ … 2本
じゃがいも … 1個
バター … 10g
牛乳 … 100㎖

A | 水 … 200㎖
塩 … 小さじ½
こしょう … 少々
顆粒コンソメ …
　小さじ½

| 作り方 |

1　長ねぎ、じゃがいもは薄切りにする。
2　鍋にバターを中火で熱し、1を入れ炒める。長ねぎがしんなりしたらAを加え、蓋をして弱火で15分煮る。
3　ブレンダーで撹拌し、牛乳を加え温める。器に盛り、好みでオリーブオイルを回しかける。

にんじんと玄米の ぽってりポタージュ

| 材料 | 2人分 |

にんじん … 1本
玉ねぎ … ¼個
バター … 10g
牛乳 … 50㎖

A | 水 … 300㎖
塩 … 小さじ½
こしょう … 少々
ローリエ … 1枚
玄米ごはん …
　50g

| 作り方 |

1　にんじん、玉ねぎは薄切りにする。
2　鍋にバターを中火で熱し、1を入れ炒める。玉ねぎがしんなりしたらAを加え、蓋をして弱火で15分煮る。
3　ローリエをとり除いてブレンダーで撹拌し、牛乳を入れ温める。
4　器に盛り、牛乳適量（分量外）を回しかける。

ほうれん草のポタージュ

| 材料 | 2人分 |

ほうれん草 …
　100g
じゃがいも …
　小1個
玉ねぎ … ¼個
バター … 10g

牛乳 … 100㎖
A | 水 … 200㎖
塩 … 小さじ⅓
こしょう … 少々
ローリエ … 1枚
顆粒コンソメ
　… 小さじ¼

| 作り方 |

1　ほうれん草はざく切りにする。じゃがいもは薄切りにし、さっと水にさらし水けをきる。玉ねぎは薄切りにする。
2　鍋にバターを中火で熱し、1を入れ炒める。玉ねぎがしんなりしたらAを入れ、煮立ったらアクをとり、蓋をして弱火で15分煮る。
3　ローリエをとり除いてブレンダーで撹拌し、牛乳を加え温める。
4　器に盛り好みでパルミジャーノをふる。

焼きいもとシナモンの ポタージュ

| 材料 | 2人分 |

焼きいも … 小1本
　（250g）
玉ねぎ … ½個
バター … 10g

シナモンパウダー、
メープルシロップ
　… 各適量
A | 牛乳 … 300㎖
塩 … 少々
こしょう … 少々

| 作り方 |

1　焼きいもは皮をむく。玉ねぎは薄切りにする。
2　鍋にバターを中火で熱し、玉ねぎを入れ炒める。
3　しんなりしたら、焼きいも、Aを入れブレンダーで撹拌する。
4　中火で温め、器に盛り、シナモンをふり、メープルシロップを回しかける。

プロテインシェイク

たんぱく質を手軽に補えるのがプロテインシェイク。
野菜やフルーツのビタミンやミネラル、食物繊維もチャージできます。
作り方はすべて共通で、材料をざく切りにしてミキサーにかけるだけ！

セロリ＆
バナナ＆ベリーの
プロテインシェイク

| 材料 | 1人分 |

セロリ … 5cm
バナナ … 1本
冷凍ミックスベリー … 30g
好みのプロテインパウダー … 大さじ4
水 … 100㎖
無糖ヨーグルト … 100g

バナナ＆
甘酒＆豆乳の
プロテインシェイク

| 材料 | 1人分 |

バナナ … 1本
甘酒、豆乳（無調整）… 各100㎖
好みのプロテインパウダー … 大さじ4

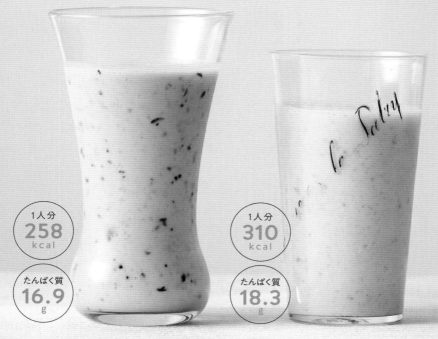

1人分
258
kcal

たんぱく質
16.9
g

1人分
310
kcal

たんぱく質
18.3
g

バナナ＆いちご＆
アーモンドミルクの
プロテインシェイク

| 材料 | 1人分 |

バナナ … 1本
いちご … 7個
アーモンドミルク … 150㎖
好みのプロテインパウダー … 大さじ4
シナモンパウダー … 適量

アボカド＆キウイの
プロテインシェイク

| 材料 | 1人分 |

アボカド … ½個
グリーンキウイ … 1個
はちみつ … 小さじ1
好みのプロテインパウダー … 大さじ4
水 … 100㎖
無糖ヨーグルト … 100g

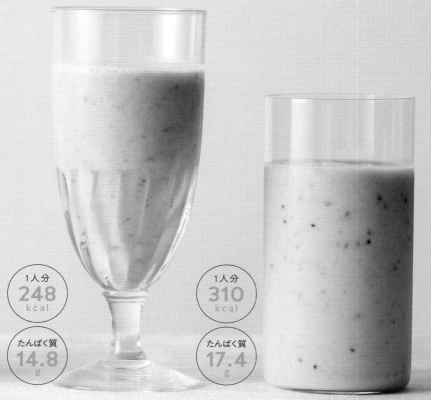

1人分
248
kcal

たんぱく質
14.8
g

1人分
310
kcal

たんぱく質
17.4
g

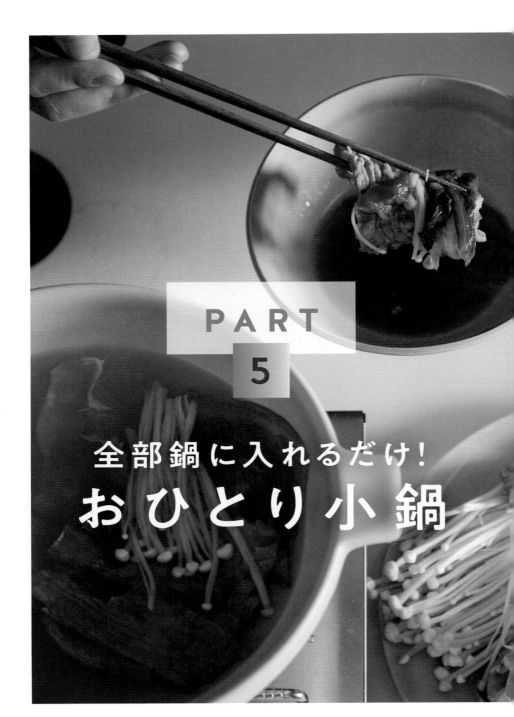

PART 5

全部鍋に入れるだけ!

おひとり小鍋

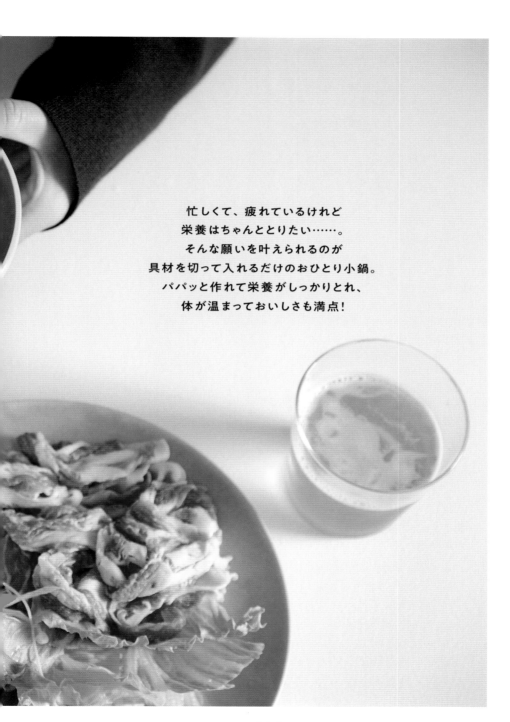

忙しくて、疲れているけれど
栄養はちゃんととりたい……。
そんな願いを叶えられるのが
具材を切って入れるだけのおひとり小鍋。
パパッと作れて栄養がしっかりとれ、
体が温まっておいしさも満点！

担々豆乳ごま鍋

市販の鍋の素を使わず簡単にできる、
豆乳入りのまろやかな担々鍋。
味の決め手は少量のみそと麺つゆで、
おいしさがアップ。ラー油の量で
好みの辛さに調整を。

材料｜1人分

小松菜 … 1束
豆もやし … 100g
絹ごし豆腐 … 150g
ごま油 … 小さじ1
豆乳（無調整）… 150mℓ
白すりごま、ラー油 … 各適量
A ┃ 豚ひき肉 … 80g
　┃ 豆板醤、おろしにんにく … 各小さじ½
B ┃ 水 … 150mℓ
　┃ 酒 … 大さじ1
　┃ みそ、麺つゆ（3倍濃縮）、
　┃　　鶏ガラスープの素 … 各小さじ½

作り方

1　小松菜は3cm幅に切る。

2　鍋にごま油を中火で熱し、Aを入
　　れ炒める。

3　ひき肉の色が変わったら、B、小
　　松菜、豆もやしを入れ、蓋をして
　　弱火で3分煮る。

4　豆乳、豆腐（スプーンですくい入
　　れる）を加え温め、塩、こしょう
　　（分量外）で味を調える。

5　器に盛り、白すりごまをかけ、ラ
　　ー油を垂らす。

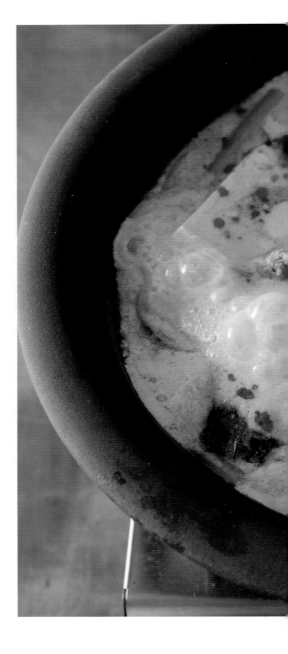

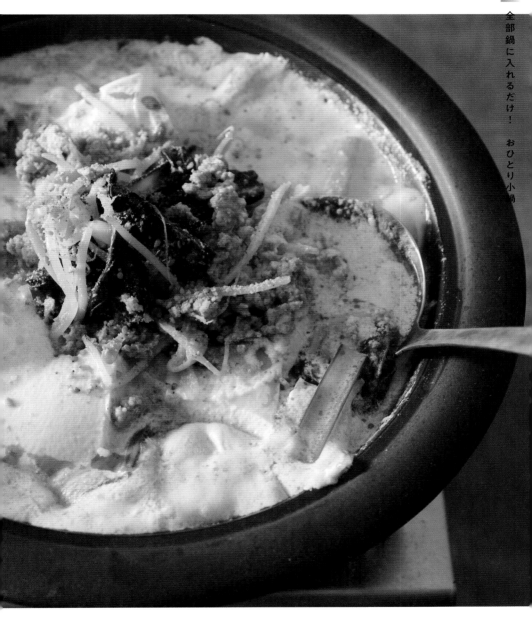

1人分
452
kcal

食物繊維
8.2
g

糖質
14.7g
たんぱく質
33.4g

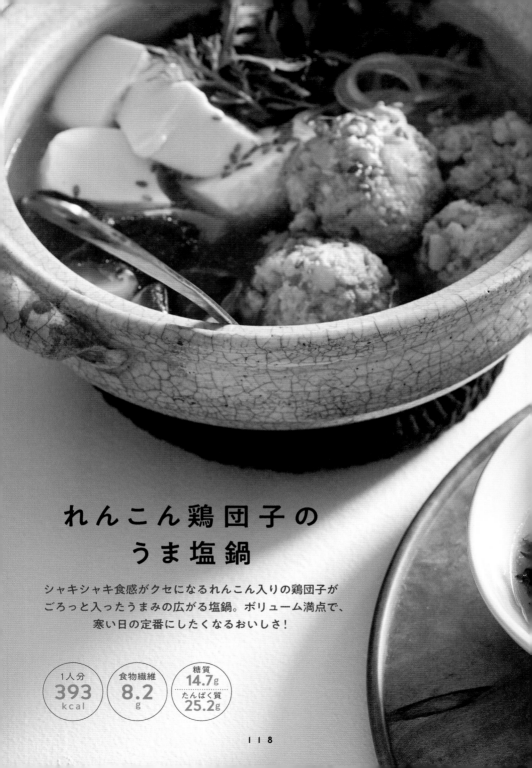

れんこん鶏団子の
うま塩鍋

シャキシャキ食感がクセになるれんこん入りの鶏団子が
ごろっと入ったうまみの広がる塩鍋。ボリューム満点で、
寒い日の定番にしたくなるおいしさ！

1人分
393
kcal

食物繊維
8.2
g

糖質
14.7g
たんぱく質
25.2g

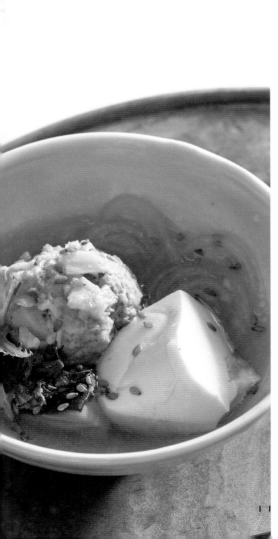

| 材料 | 1人分 |

鶏ももひき肉 … 80g
れんこん … 80g
おろししょうが … 小さじ¼
塩、こしょう … 各少々
春菊 … ½束
しいたけ … 2個
絹ごし豆腐 … 150g
マロニー… 15g
柚子こしょう、白いりごま … 各適量
A　水 … 400㎖
　　白だし、酒 … 各大さじ1
　　鶏ガラスープの素 … 小さじ1

| 作り方 |

1　れんこんは皮をむきポリ袋に入れ、麺棒などでたたく。細かくなったら鶏ひき肉、おろししょうが、塩、こしょうを入れよくもみ、一口大に丸める。

2　春菊は4㎝長さに切る。しいたけは4等分に切る。

3　鍋にAを入れ中火にかけ、煮立ったら1、しいたけ、マロニーを入れ、豆腐をスプーンですくい入れ、4～5分煮る。仕上げに春菊を加え、ひと煮立ちさせる。柚子こしょうを添え、白いりごまをふる。

ノンオイル豚こま
カムジャタン

鍋に具材を全部入れてたった5分煮るだけの
お手軽カムジャタン。ノンオイルで作るあっさり味なので、
しっかり食べても胃がもたれる心配なし！

材料 | 1人分

豚こま切れ肉 … 100g
じゃがいも … 1個
長ねぎ … ½本
白菜 … 100g
大葉 … 2枚
白すりごま … 適量

A　おろししょうが、おろしにんにく
　　… 各小さじ½
　　水 … 300㎖
　　酒 … 大さじ1
　　みそ、しょうゆ、コチュジャン
　　… 各大さじ½
　　粉唐辛子（あれば韓国産）
　　… 小さじ1〜2
　　鶏ガラスープの素 … 小さじ¼

作り方

1　じゃがいもは一口大に切り、さっ
と水にさらし水けをきる。耐熱皿
に移し、ふんわりラップをして電
子レンジで3分加熱する。長ねぎ
は斜め切り、白菜はざく切りにす
る。

2　鍋に白菜、じゃがいも、長ねぎ、
豚肉（広げる）を順にのせ、混ぜ
合わせたAを入れる。

3　蓋をして中火で加熱し、煮立った
ら弱火で5分煮る。手でちぎった
大葉、白すりごまをかける。

1人分
370
kcal

食物繊維
14.0
g

糖質
30.2g
たんぱく質
24.2g

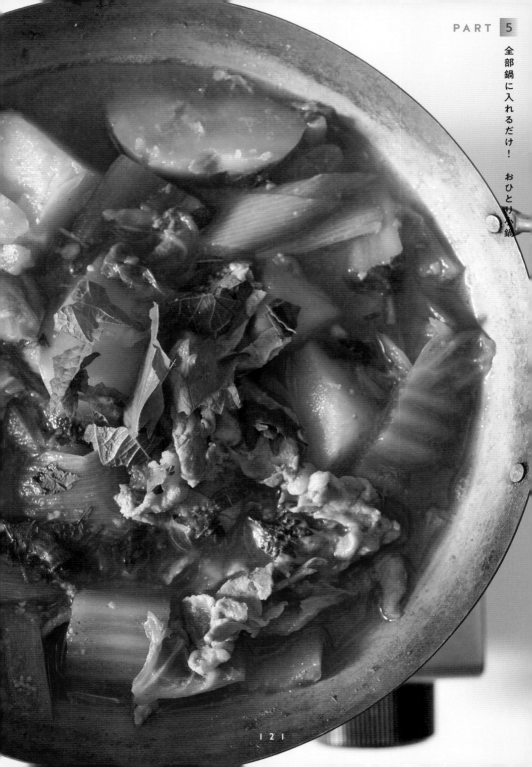

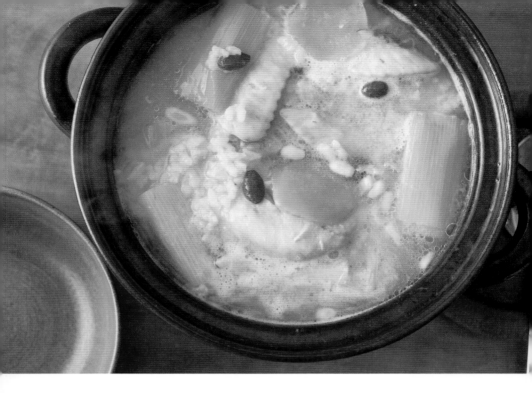

塩サムゲタン

味つけが塩だけとは信じられないほどうまみが
詰まったシンプルサムゲタン。スープには
手羽先から溶け出したコラーゲンがたっぷり。

| 材料 | 1人分 |

鶏手羽先 … 4本
長ねぎ … 1本
しょうが … ½かけ
昆布（5cm四方）
　… 1枚
A｜塩 … 小さじ½
　｜酒 … 小さじ1

B｜水 … 350㎖
　｜酒 … 50㎖
　｜米 … 大さじ2
　｜クコの実 … 大さじ½
　｜松の実（あれば）
　　… 大さじ½
ごま油 … 適量

| 作り方 |

1 鶏手羽先にAをもみ込み15
　分おく。長ねぎは3cm長さに、
　しょうがは薄切りにする。

2 鍋に1、昆布、Bを入れ中火
　にかけ、煮立ったらアクをと
　り、蓋をして弱火で20〜25
　分煮る。

3 仕上げにごま油を回しかける。

1人分
519
kcal

食物繊維
3.7
g

糖質
30.7g
たんぱく質
24.4g

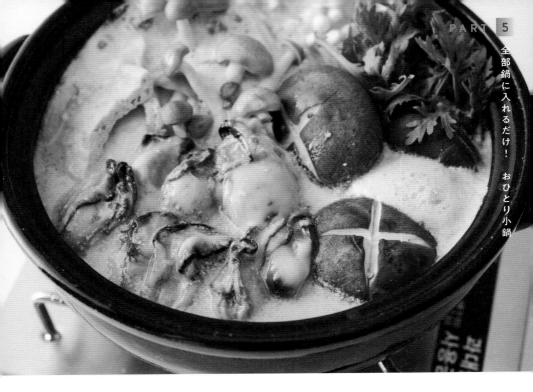

豆乳牡蠣きのこ鍋

牡蠣のプリプリ食感と、うまみたっぷりの
スープが絶品。牡蠣はたんぱく質、タウリン、
亜鉛、鉄などが多く、栄養面でも優秀です。

| 材料 | 1人分 |

牡蠣 … 100g
好みのきのこ3種 … 計150g
（今回はえのきたけ、しめじ、しいたけ使用）
春菊 … ⅓束
油揚げ … 1枚
片栗粉 … 適量
出汁 … 300㎖
豆乳（無調整）… 200㎖
みそ … 大さじ1

1人分
315
kcal

食物繊維
8.3
g

糖質
22.2g
たんぱく質
21.3g

| 作り方 |

1 牡蠣はボウルに入れ片栗粉をまぶ
し、水を入れやさしくもみ洗いす
る。2〜3回水を替え、汚れを落
とし水けをきる。

2 きのこは食べやすい大きさにほぐ
し、春菊は4cm長さに切る。油揚
げはキッチンペーパーで表面の油
分をおさえ、2cm幅に切る。

3 鍋に出汁を入れ中火にかける。煮
立ったら、豆乳、みそを溶き入れ、
牡蠣、2 を入れ4〜5分煮る。

レタスの豚しゃぶ鍋

出汁などで味つけしたスープと
キリッとした梅だれが絶妙にマッチ。
栄養計算はたれとスープを
1/5摂取した場合のもの。

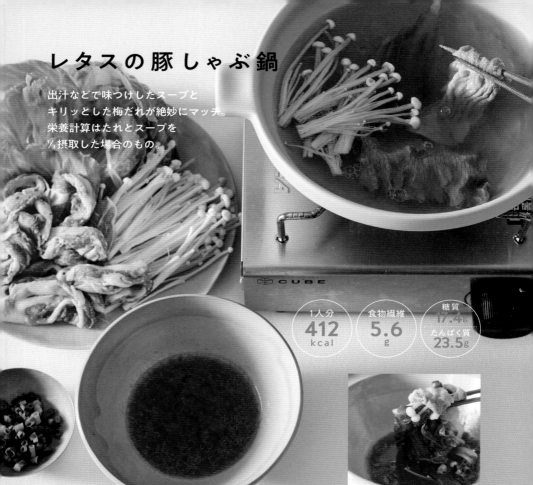

1人分	食物繊維	糖質
412 kcal	**5.6** g	**17.4**g たんぱく質 **23.5**g

材料｜1人分

豚薄切り肉（しゃぶしゃぶ用）… 120g
レタス … 1/2個
えのきたけ … 100g
A｜出汁 … 400㎖
　　しょうゆ … 小さじ1/2
　　酒 … 大さじ2
　　塩 … 小さじ1/2
〈たれ〉
　梅干し … 2個
　ポン酢しょうゆ … 大さじ2
　みりん … 大さじ1と1/2
　ごま油 … 大さじ1/2

作り方

1　たれを作る。耐熱容器にみりんを入れ、
　ラップをかけずに電子レンジで10秒加
　熱しアルコールを飛ばす。粗熱がとれた
　ら梅干しを入れほぐし、ポン酢しょうゆ、
　ごま油を混ぜる。

2　レタスは手でちぎる。えのきはほぐす。

3　鍋にAを入れ中火にかける。沸騰したら
　火を弱め、レタス、えのき、豚肉を1枚
　ずつ入れさっとゆで、たれをつけながら
　食べる。好みで小ねぎを入れても。

全部鍋に入れるだけ！ おひとり小鍋

| 材料 | 1人分 |

鶏もも肉 … 小½枚
キャベツ … 2枚
にら … 2〜3本
おろしにんにく … 小さじ¼
赤唐辛子（輪切り）… 2〜3本
白すりごま … 適量
A | 水 … 300㎖
　　鶏ガラスープの素
　　　… 小さじ1
　　みそ … 小さじ1
　　しょうゆ … 小さじ½

| 作り方 |

1　鶏肉は一口大に、キャベツはざく切りに、にらは4㎝長さに切る。

2　鍋にA、鶏肉、キャベツ、にんにくを入れ中火にかけ、煮立ったら蓋をして弱めの中火で5〜7分煮る。

3　キャベツがくったりしたら、にらをのせ1〜2分煮て、赤唐辛子、白すりごまをふる。あればにんにく（分量外）を薄切りにし、3〜4枚のせる。

もつ鍋風

疲れた日にも素早く作れるもつ鍋風。
やさしいキャベツの甘みと、
香り高いにらとにんにくの刺激で
疲労解消！

1人分
243 kcal

食物繊維
2.5 g

糖質
6.1g
たんぱく質
24.7g

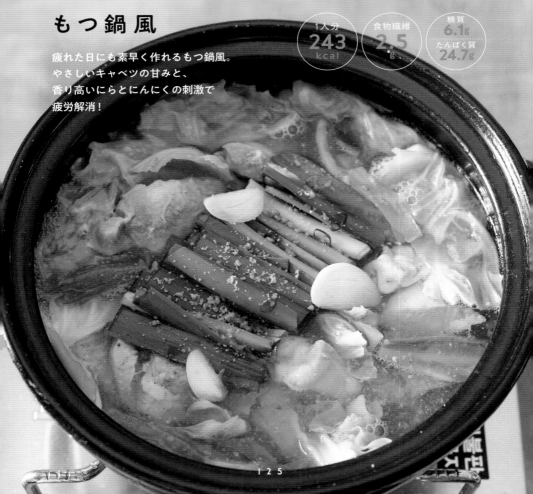

さくいん

にこまお

料理研究家・ヨガ講師

本名・長尾麻央（ながおまお）。元フィギュアスケート
シンクロ日本代表の経歴を持ち、引退後は一般企業での
就業を経て、独立。自身の経験を生かしながら、フード
コーディネーター、食育インストラクター、ヨガ講師の
資格を取得し、栄養学の知識や心身との向き合い方につ
いて学びを深める。料理家のアシスタントを経験したの
ち、現在はイベントやTV出演をはじめ、Instagramを
中心に、心身にやさしい食生活や体を労わるヘルシーな
レシピを届けている。Instagram（@nikomao_kitchen）
のフォロワー数は24万人超え。著書に『元フィギュア
スケーター料理家が作る 太りたくないヘルシーレシピ』、
『気づいたらキレイにやせている！ メインのおかず』（と
もにKADOKAWA）がある。

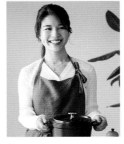

Instagram
@nikomao_kitchen

STAFF

ブックデザイン●狩野聡子（tri）
撮影●福尾美雪
　　　にこまお（P40-41、P48、P58-59、
　　　　　　　P61上、P68-71、P95-97）
フィギュアスケーター時代の写真●
　　　　　　　　　フォート・キシモト
スタイリング●駒井京子
栄養計算●伏島京子
取材・編集協力●和田美穂
編集担当●中野桜子
編集デスク●樋口 健、北川編子（光文社）

元フィギュアスケーターが
たどりついた秘策レシピ
小鍋で10分！ おきかえスープ

2023年9月30日 初版第1刷発行

著 者　にこまお
発行者　三宅貴久
発行所　株式会社 光文社
　　　　〒112-8011 東京都文京区音羽1-16-6
　　　　電話　編集部 03-5395-8172
　　　　書籍販売部 03-5395-8116
　　　　業務部 03-5395-8125
　　　　メール　non@kobunsha.com
　　　　落丁本・乱丁本は業務部へご連絡くださればお取り替えいたします。

組版　堀内印刷
印刷所　堀内印刷
製本所　国宝社